組み合わせ自由な
新レシピ
付き

肝臟病
食療事典

東京女子醫科大學附屬成人醫學中心　助教授　**栗原　毅**
醫學博士
營養師　**成田和子**◎著

程蘭婷◎譯

方舟文化

前言

目前，在日本罹患慢性肝炎等肝臟疾病的人數，已經多到令人無法置信的程度。以C型肝炎或B型肝炎等傳染性的肝臟疾病來說，若包括不曉得自己早已得病的人，總數可能已經超過300萬。

此外酒精性肝炎或脂肪肝等都是屬於文明病的一種，尤其是脂肪肝在這10年來突然爆增，進入每4人就有一個人是脂肪肝的年代。雖然在血液的檢查中幾乎測不到異常指數，而患者本身也沒什麼特別的不適症狀，但脂肪肝若持續氧化應激，肝臟就會因為纖維化而導致肝硬化，最後甚至轉變為肝癌，所以絕對不能隨便輕忽。

值得安慰的是，現在肝臟疾病的治療在研究上不斷有顯著的進步，只要接受正確的治療，並針對生活作息來做調整，就能完全改善或停止肝臟的惡化。一般人罹患肝炎等同於肝癌的恐慌，現今已經得到了終結。

只是在現實的情況中，相關資訊新舊混雜，好不容易才得到治療成效，但患者本身卻無法理解的案例比比皆是。其中最典型的就是慢性肝炎的靜養與飲食生活等注意事項，過去大家都認為「肝炎患者飯後必須躺下來休息」「多吃蛤蜊湯或豬肝對肝臟有益」等說法，若從新的肝病治療角度來看，這些常識完全不適用。其實只需稍加留意，不論是慢性肝炎、甚至是肝硬化等患者，都可以跟過去一樣享受正常的生活樂趣。

前言

在我從事專任肝臟醫師的27年當中，曾經服務過非常多的病患。希望能透過這些經驗，寫下一本簡單易懂的肝臟疾病食療事典，讓那些因為罹患肝病而感到極度不安、或是道聽塗說結果導致病情惡化的患者，以及必須為患者準備飲食的家人等，在面對肝病時都能輕鬆以對。

正確的肝病因應之道，有以下四個要點：

- 所謂的肝病治療法，必須依照個人的症狀或生活型態來做調整。
- 目前已知罹患病毒性肝炎會隨時間而產生一個自然的演變過程（急性肝炎→慢性肝炎→肝硬化），患者本身必須知道自己正處於哪一個階段。
- 正確理解治療的目的（消滅病毒、或是預防肝癌等）。
- 忘掉自己的肝病，跟往常一樣過著正常的生活。

最後一點意思是「大致上可以保持原本的生活方式」，其主要目的是為了避免患者因煩惱生病這件事，而導致氧化應激──產生大量的活性氧。

如何與肝病和平共處，可以從預防文明病、以及因為高齡化時代而必須面對漫長人生等角度來思考，讓自己的生活方式成為周遭眾人的典範。

栗原　毅

肝臟病食療事典 目錄

前言 ● 2

PART 1 肝臟的功能和肝病的種類 ● 15

第1話 肝臟的結構與功能 ①
【為了掌握病情，就必須了解這個沉默器官的構造】● 16

肝臟是默默工作的生化工廠 ● 16

佔滿右上腹部，體內最大器官的形態 ● 16

由3000億個肝細胞及複雜的血液脈絡所主宰的肝臟功能 ● 18

第2話 肝臟的結構與功能 ②
【廢棄及循環利用所需的準備物質】● 19

肝臟的三大作用是代謝、解毒、身體防禦 ● 19

活動的熱量來源——葡萄糖的加工處理 ● 19

將胺基酸再加工身體所需的蛋白質 ● 20

由脂質合成膽固醇或中性脂肪 ● 20

4

CONTENTS

PART 2 關於病毒性肝臟疾病的類型 ● 33

第3話【各種病毒及生活習慣……作戰前先徹底了解原因】● 26

肝病的種類
利用肝臟循環回收身體所需物質 ● 25
分泌膽汁，幫助消化吸收 ● 24
處理細菌或異物的「身體防禦反應」● 23
處理廢棄物的「排泄作用」● 22
化學工廠的「解毒作用」● 21
活化維他命或礦物質

病毒感染及生活習慣所引起的兩大類
病毒性肝炎可分為急性與慢性兩種 ● 28
生活習慣所導致的脂肪肝、酒精性肝功能障礙 ● 31

第1話 A型肝炎【由於擁有抗體的人逐漸減少，因此必須注意集體感染】● 34

感染途徑為飲食等，出國旅行尤其要特別注意 ● 34
症狀與過程——從類似感冒的症狀到出現黃疸現象 ● 34
診斷與治療——靜養及補充營養為治療的根本 ● 35
勤洗手及注射疫苗可預防疾病 ● 36

第2話　B型肝炎

【症狀較為穩定，但急速惡化的情況也會發生】 ●38

感染途徑為血液或體液 ●38

發病過程與感染者的自然演變 ●40

不容易出現自覺性症狀的B型慢性肝炎 ●41

檢查與診斷──集體檢驗中經常會篩檢出感染者 ●42

在治療上，以藥物來控制是一條漫漫長路 ●43

患病後的日常生活注意事項 ●43

第3話　C型肝炎

【經由血液感染，悄悄轉為慢性病是導致肝癌因素的八成】 ●44

對於感染毫無知覺，C型肝炎的恐怖之處 ●44

過去的感染途徑主要為輸血，日常生活中並不會感染 ●45

由急性轉慢性的速度很快，但演變為肝癌的速度緩慢 ●47

檢查與診斷──基本的檢查項目是驗血 ●48

關鍵的干擾素治療 ●50

干擾素治療中病患分為可接受及不可接受兩種 ●52

無法接受干擾素治療時的對治方法 ●53

第4話　猛爆性肝炎

【被急速破壞的肝細胞，利用集中治療促進細胞再生】 ●55

在急性肝炎中攸關性命者 ●55

CONTENTS

PART 3 生活習慣所導致的肝病及肝癌

肝炎病毒為主要原因,可分為急性和亞急性型
從肝功能下降的一般症狀演變成意識方面的障礙 ● 55
透過血液、影像檢查來診斷,在全身監視的情況下接受治療 ● 56
● 57

第1話 脂肪肝
【典型的文明病,可視為重大疾病的前兆】● 58

肝細胞內囤積脂肪時,若放任不管將可能導致併發症 ● 60
和酒精或脂肪相較起來,糖分攝取過度才是最大原因 ● 60
肥胖或糖尿病所引發的脂肪肝,最近的熱門話題NASH ● 62
檢查與診斷——血液檢查與腹部超音波檢查 ● 63
症狀與病情的演變——幾乎沒有自覺性症狀 ● 63
改善生活方式是治療的最大前提 ● 64

第2話 酒精性肝功能障礙
【隨著飲酒量的增加,有加速嚴重性的傾向】● 66

短時間內的少量飲酒,女性比男性更容易患病 ● 66
大量飲酒帶來酒精與乙醛的毒性 ● 67
持續飲酒將從脂肪肝演變成肝硬化 ● 67
血液檢查或腹部超音波等的診斷 ● 68

7

治療的第一件事是戒酒，也可服用抗酒藥 ●69

第3話 肝硬化【抑制病情的發展，封閉通往肝癌之路】●71

大部分是由病毒性慢性肝炎所引起 ●71

依據肝功能的狀態可分為代償期和失代償期 ●72

初期無症狀，一旦惡化就會出現特有的症狀 ●73

肝功能檢查及為早期發現癌症的各種檢驗 ●76

治療必須配合肝功能的狀態，以採取生活療法或住院療法 ●76

食道、胃靜脈瘤──無處可走的血液會形成靜脈瘤 ●77

肝性腦病變──氨對腦部中樞神經所造成的傷害 ●79

控制蛋白質的飲食療法並利用藥物降低氨濃度 ●79

第4話 肝癌【早期慢性肝炎予以適當的治療，就能預防癌症的發生】●80

肝細胞癌佔了肝癌的九成比例 ●80

主要從病毒性慢性肝炎開始引發 ●81

沒有肝癌特有的症狀 ●81

透過腫瘤標記等血液檢查或影像檢查來做診斷 ●82

依據癌症的進行程度與肝功能的狀態來決定治療方針 ●83

CONTENTS

PART 4 聰明的肝病生活法 ●87

慢性肝炎的日常生活新常識

第1話〔肝炎必須靜養是過去完全相反的生活常識〕●88

靜養並非治療肝病的首要之務 ●88

培養不會大量產生活性氧的生活方式 ●90

思考不輸給壓力的人生觀 ●91

第2話〔在遵守生理時鐘的原則下進行工作或家事〕●93

工作・睡眠

配合肝臟的狀態來調整加班或出差 ●93

睡眠以7小時為佳，時間短也必須維持良好的睡眠品質 ●94

第3話〔讓自己擁有完全投入嗜好的放鬆時間〕●96

運動・旅行

GPT100以下的話任何運動都可以 ●96

可轉換心情的旅遊推薦及旅行時的心理準備 ●98

第4話〔在自我節制的同時仍可充分享受生活的樂趣〕●99

香煙・酒精・藥物……

不論是為了自己或為了他人都應該禁煙 ●99

適度控制飲酒量可保護肝臟 ●100

9

藥物對肝臟來說是毒物，除非必要盡量不要吃

性行為或日常生活中的感染疑慮 ● 101

● 100

PART 5 健康的美味食譜

● 103

◆ 一天的示範菜單 ● 104

◆ 主菜・配菜・單品的食譜 ● 106

◆ 主菜

五目炒花枝／青海苔芋頭／烤香菇佐白蘿蔔泥 ● 106

煎豬里肌肉佐優格醬／馬鈴薯沙拉／意式蔬菜湯 ● 108

錫箔紙燜烤鱈魚／五目豆／烤大蔥佐醬汁 ● 110

水煮雞肉片／炒煮牛蒡絲／烤青椒&香菇佐醬汁 ● 112

醃漬西太公魚／蕪菁燉絞肉／日式蛋花湯 ● 114

日式烤鯖魚／日式筑前煮／洋蔥拌柴魚片 ● 116

黃芥末乾煎鱈魚／菠菜拌海苔／茶碗蒸 ● 118

美奶滋烤鮭魚／通心粉沙拉／蔬菜蛋花湯 ● 120

五目炒蔬菜／蟹肉豆腐湯／奶油煮紅甜椒 ● 122

奶油煮雞肉／牛蒡沙拉／蒟蒻絲拌魚卵 ● 124

和風漢堡／高麗菜蘋果沙拉／醃漬小黃瓜 ● 126

雞里肌炸起司捲／無翅豬毛菜／白蘿蔔泥湯 ● 128

CONTENTS

青蔥歐姆蛋／番茄煮茄子／醃高麗菜 ● 130

日式照燒雞肉／奶油煮南瓜／辣醃茄子 ● 132

香菇肉丸／青椒炒煮小魚乾／涼拌鮮蔬果 ● 134

滷炸鰈魚／涼拌白蘿蔔&蟹肉條／日式蜂斗菜 ● 136

香煎豬里肌肉佐白蘿蔔醬／滷蘿蔔絲乾／烤蘆筍佐醬汁 ● 138

骰子牛排／檸檬風味蒸煮高麗菜／葡萄乾紅蘿蔔沙拉 ● 140

茄子炒肉丸／醃漬辣芹菜／紅白雙色蘿蔔 ● 142

味噌煮鯖魚／青江菜煮鴻喜菇／山藥秋葵 ● 144

豬肉鐵板燒／凍豆腐佐蔬菜／梅乾蕪菁 ● 146

鰻魚雞蛋捲／五目豆腐羹／韓式涼拌茼蒿 ● 148

雞肉煮芋頭／茄子拌芝麻四季豆／柴魚片秋葵 ● 150

炸煮雞肉&茄子／酸甜粉絲／黃金珍珠菇佐白蘿蔔泥 ● 152

大豆雞肉燉番茄／馬鈴薯芝麻醋沙拉／小黃瓜捲 ● 154

蝦仁夾心炸茄子／炒煮昆布絲／蔬菜咖哩湯 ● 156

味噌炒油豆腐&豬肉／涼拌甜醋雞／嫩竹筍湯 ● 158

燉煮石狗公／日式豬肉湯／醃漬蕪菁&小黃瓜 ● 160

金針菇豬肉捲／牛奶煮馬鈴薯／紫色高麗菜沙拉 ● 162

高麗菜捲／鴻喜菇炒紅蘿蔔／醃漬蕪菁 ● 164

11

PART 6 肝病患者的飲食生活

午茶點心 166

咖啡凍／烤蘋果／日式葛餅／毛豆糯米丸／葡萄乾番薯／和風餅乾 166

蜜棗卡士達／水果寒天／和風紅豆外郎餅 168

肝病的飲食療法 169

第1話 【肝病飲食的基本就是攝取均衡的營養】 170

不同肝臟疾病的飲食療法重點 170

掌握標準體重，正確地攝取適量的熱量 172

高卡路里、高蛋白質是過時的常識 173

第2話 【累積過多的鐵質會導致肝炎的惡化】 175

C型肝炎限鐵飲食① 175

為什麼必須採取限鐵飲食？ 176

鐵質的攝取量以一天5～7毫克為目標 178

請積極攝取可以阻礙鐵質吸收的物質 178

第3話 【限鐵飲食的食材挑選重點】 180

C型肝炎限鐵飲食② 180

〈關於主食〉以白米飯為中心 180

CONTENTS

〈關於主菜類〉藉由白肉魚或脂肪含量少的肉類來攝取蛋白質 ● 180

〈關於配菜〉藉由淡色蔬菜、菇類來攝取維他命、食物纖維 ● 181

第4話【抑制會導致炎症惡化的活性氧作用】

積極攝取抗氧化食品

攝取鐵質含量少的抗氧化食品 ● 182

生命活動中不可欠缺的氧化過程所產生的活性氧 ● 182

守護肝臟的飲食生活重點 ● 183

第5話【早、午、晚規律地攝取均勻的飲食】

利用主食、主菜、配菜來取得平衡 ● 184

早、中、晚規律地攝取均勻的飲食 ● 184

多吃蔬菜吧 ● 185

鹽分攝取一天控制在8克以內最為理想 ● 187

慢慢咀嚼，享受美食 ● 188

為了避免增加肝臟的負擔，必須預防便秘 ● 190

第6話【利用四群點數法來取得均勻的飲食】

聰明管理卡路里與營養素 ● 191

堅定意志，不過飲過食 ● 192

四種食物群的分類及其特徵 ● 192

193

13

第7話 營養素的作用及其必須的份量

【了解營養素的作用,從飲食中適量攝取】 ●199

- 成為熱量來源的碳水化合物 ●200
- 身體構成的基礎是蛋白質 ●202
- 脂肪也是重要的營養素 ●203
- 可調整身體狀況的維他命 ●204
- 別忘了還要加上礦物質 ●205
- 利用食物纖維來清理腸道 ●205

第8話 外食的攝取方式

【外食者請以一天一次為極限】 ●206

- 外食的菜色選擇重點是? ●206
- 外食也要遵守主食、主菜、配菜的基本原則 ●208
- 夏季食譜一天的示範菜單‧104頁的作法 ●208
- 冬季食譜一天的示範菜單‧105頁的作法 ●210

PART 1

肝臟的功能和肝病的種類

第 1 話

肝臟的結構與功能 ①

為了掌握病情，就必須了解這個沉默器官的構造

肝臟是默默工作的生化工廠

為了克服或預防肝臟疾病，就必須先了解肝臟的結構及功能。肝臟又被稱為活體的化學工廠，事實上肝臟的作用非常多樣化。此外，肝臟不像胃或腸子，只要稍微暴飲暴食就會發出警訊，所以即使肝臟生病也不容易被察覺。

不過，只要正確了解肝臟的構造或功能，就能避免這個沉默的臟器因工作過度而生病，同時也可在感染病毒所引發的肝炎初期即早發現。

佔滿右上腹部，體內最大器官的形態

通常我們會以「心肝寶貝」來形容珍愛的對象，由此可見，對於維持生命來說，肝臟的重要性不亞於心臟。而跟拳頭大小的心臟比起來，肝臟位於橫隔膜正下方並佔滿整個右上腹部，是人體內最大的器官，其重量約為體重的五○分之一。或許就是為了進行如化學工廠般的各種機能與作用，所以才會需要這麼龐大的體積吧！

16

PART 1 肝臟的功能和肝病的種類

《肝臟與肝小葉的構造》

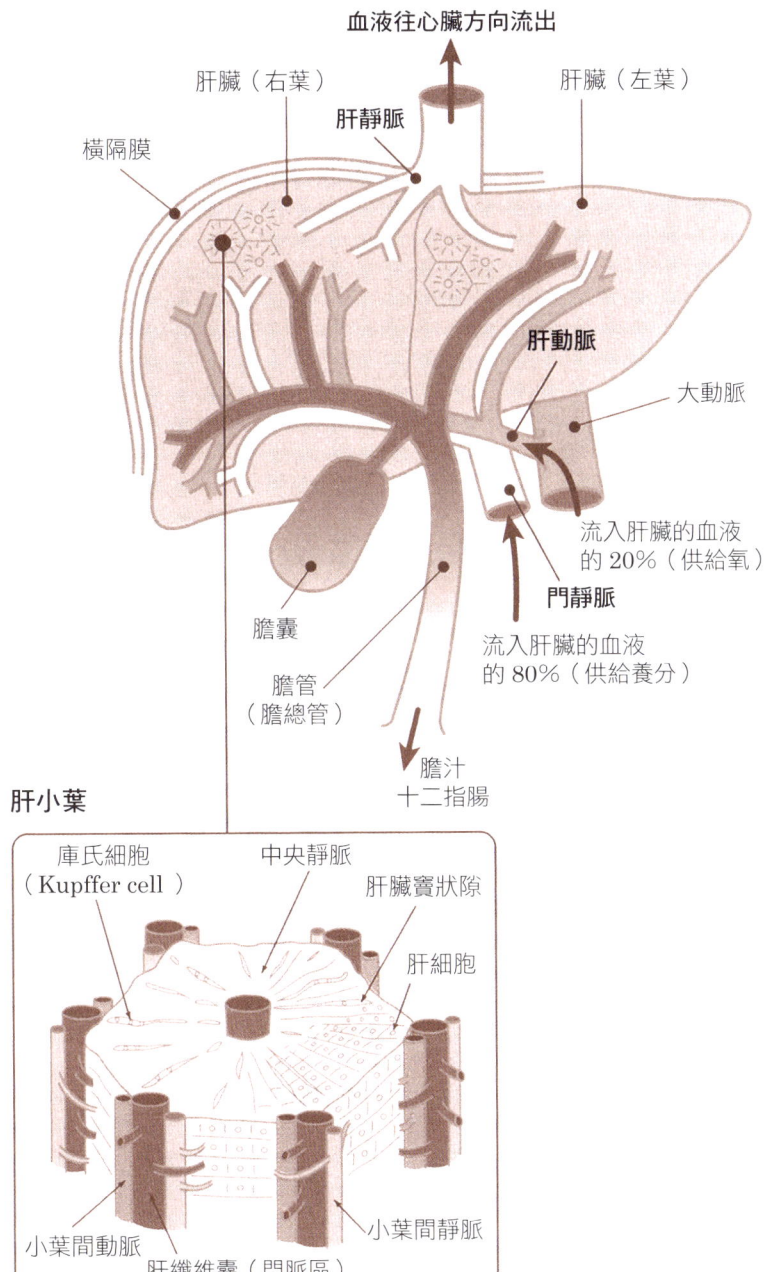

此外，雖然肝臟可分為左右兩個部分，不過右葉的體積卻佔了整體的70％。

由3000億個肝細胞及複雜的血液脈絡所主宰的肝臟功能

在肝臟當中，每分鐘約會流入1000～1800ml的血液。這些血液中約有80％會從一個名為門靜脈的靜脈將養分送進肝臟。而剩餘的20％則會從肝動脈進入，並負責輸送氧以支持肝臟的運作。

最後這些進入肝臟的血液，會全部從肝靜脈流回心臟，這就是肝臟內部的血液循環。

構成肝臟的組織約有80％為肝細胞，其總數可高達3000億個以上。這些肝細胞每50萬個集結在一起，並形成一種被稱為肝小葉的六角形單位體。

肝小葉的外側，在肝纖維囊中分佈著從肝動脈及門靜脈所分支出來的細小血管。從這裡可將血液送進肝細胞，接著再匯流至穿過肝細胞之間的肝臟竇狀隙、位於肝小葉中央的中央靜脈。

這些血液，會為沿著肝臟竇狀隙排列的肝細胞帶來營養素並取走有害物質，隨即回到肝臟竇狀隙，最後經由中央靜脈來到肝靜脈，然後被送回心臟。

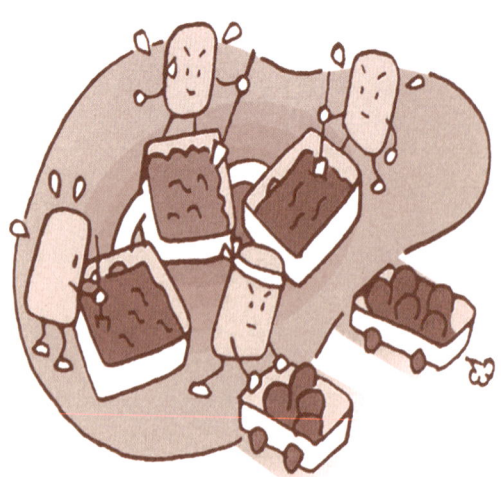

每分鐘約有1000～1800ml的血液流進肝臟，在進行各種作用之後被送回心臟。

第 2 話 肝臟的結構與功能②

廢棄及循環利用所需的準備物質

■ 肝臟的三大作用是代謝、解毒、身體防禦

關於肝臟的作用，基本上可分為代謝、解毒、身體防禦等三種。所謂的代謝，是把進入體內的各種物質轉換成可吸收利用的形態，然後提供給體內各個器官、或是儲存在肝臟裡。

會被肝臟代謝的物質，從蛋白質、醣類、脂肪等三大營養素開始，到維他命、礦物質等其他營養素，甚至是荷爾蒙或膽汁酸等等都包含在內。

從門靜脈流入肝臟，讓肝臟將這些營養素加工製成對身體有益的物質。例如將葡萄糖轉換成糖原、胺基酸變成蛋白質、而脂肪則轉換成膽固醇或中性脂肪等，然後送往全身或是儲存在肝臟內部。

■ 活動的熱量來源——葡萄糖的加工處理

米飯、麵包、麵類等穀物或薯類所含的澱粉，以及水果當中所含的果糖、砂糖等碳水化合物，可以成為熱量來源以支持身體活動需求。這些含有胃或腸子所消化吸收營養素的血液，會

澱粉質或糖類，會在胃腸中被消化轉變成葡萄糖，然後在小腸被吸收，接著經由門靜脈來到肝臟，轉換成糖原後儲存在肝臟內部。

血液裡的葡萄糖含量一旦不足，肝臟就會把原本儲存的糖原再恢復成葡萄糖並送進血液當中，以幫助補充活動所需的熱量。

正如前面所說，肝臟不只是單純負責代謝醣類而已，還必須隨時讓血液保持在一定濃度的葡萄糖含量。

將胺基酸再加工製成身體所需的蛋白質

蛋白質是構成身體的細胞或血球、免疫物質等主要原料所不可或缺的營養素。此外，在肝細胞內所進行的合成或分解等作業所需的各種酵素，也是以蛋白質為原料。

魚肉類、雞蛋、大豆等所含的豐富蛋白質，會在消化道內分解成為胺基酸，被小腸吸引後，經由門靜脈進入肝臟。雖然在各種食物中所含的胺基酸可多達20種，不過肝臟會將這些胺基酸進行各種不同的組合，加工製成身體所需的蛋白質，並供給全身來使用。

而多餘的胺基酸除了被分解成廢棄物處理之外，也會出現再利用的情況，藉由被恢復葡萄糖的形式而被吸收運用，或是加工成脂肪然後儲存在體內。

由脂質合成膽固醇或中性脂肪

脂肪除了是形成細胞膜或荷爾蒙的原料外，同時也是產生熱量的來源之一。

肉類或魚類的動物性脂肪、以及植物油等植物性脂肪，會在消化道分解成為脂肪酸或甘油，被送往肝臟後再合成變為膽固醇或三酸甘油酯（中性脂肪）、磷脂等。接著包進同樣在肝臟製作的脂蛋白內，最後隨著血液被送到全

20

《肝臟所進行的三大營養素代謝》

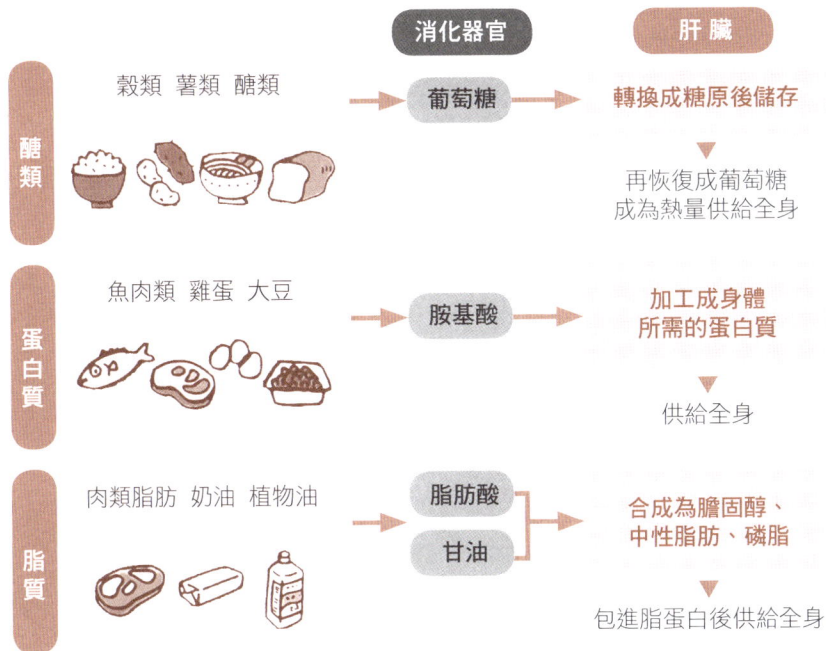

活化維他命或礦物質

除了構成身體的原料、同時提供活動所需熱量的三大營養素之外，維他命也可以幫助身體進行微調整。此外，鈣、鉀、鈉、磷、鎂、鐵、銅、鋅等礦物質能構成骨骼，並且輔助肌肉或神經維持正常機能，更可形成酵素來讓肝臟正常運作。

從食物中所攝取的維他命或礦物質會在小腸內吸收，並且被送到肝臟活性化，製成對身體

有益的形態。此外，還會以立即可用的模式被儲存在肝臟，來隨時應付身體所需。

化學工廠的「解毒作用」

如果肝臟無法進行解毒的作用，我們就沒辦法維持健康的身體。

肝臟所進行的解毒動作，就是將對身體有害的物質代謝掉、或是分解成為無害的形式。

在我們平時所吃的食物或飲料當中，若含有食品添加物、農藥等有害物質就會出現問題。此外，酒精對身體來說根本是不必要的東西，而藥物事實上也可說是一種毒物。就像這樣我們經常在無意間吃下或喝下各種有害的物質，於是肝臟就會針對這些有害物質進行分解、無毒化的動作。

以酒精為例，喝進肚子裡的酒雖然有一部分會隨著尿液或汗水排出體外，但大部分都會被胃或小腸吸收，並且被送往肝臟進行處理。在此過程中，肝臟裡的酒精分解毒性強的乙醛和氫，接著再利用乙醛脫氫酶（ALDH），把乙醛分解成無毒的乙酸和氫。

以上是肝臟分解酒精時的運作模式，至於處理藥物時，所使用的酵素則會依據成分種類不同而出現差異。像這樣肝臟之所以能隨著各種不同的有害物質，來分別進行不一樣的分解、解毒動作，正是因為肝臟如化學工廠般具備了複雜的機能。

處理廢棄物的「排泄作用」

身體不需要的廢棄物除了來自體外，也有可能是體內自己所產生的。例如過度食用魚肉類等蛋白質食物，無法被完全消化吸收的剩餘蛋白質，被腸內細菌分解時就會產生氨。氨對身

22

能力，甚至還有可能出現意識程度下降的情況。

此外，肝硬化若持續發展將會逐漸喪失分解排泄荷爾蒙的功能，於是男性可能會出現「乳房女性化」的症狀，胸部變成跟女性般一樣腫大。這是因為男性體內也會微量分泌一種名為雌激素的女性荷爾蒙。

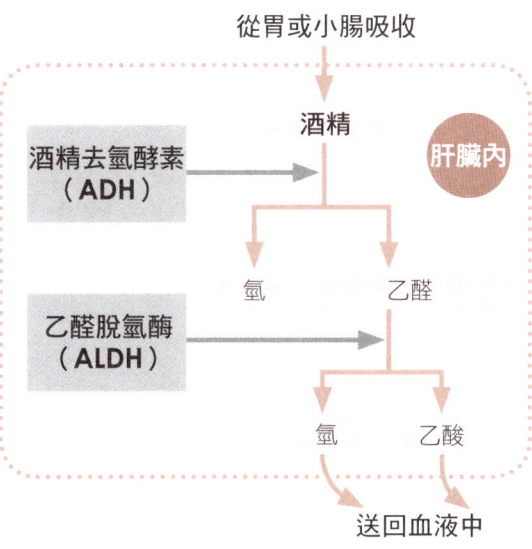

《酒精解毒的運作模式》

體來說是有害物質，由於會阻礙腦神經的正常運作，所以肝臟會將二氧化碳附在氨上結合成尿素，送回血液後由腎臟進入尿液並排出體外。

不過一旦罹患肝硬化或肝癌，肝臟的解毒或處理功能就會明顯地減退，於是肝臟無法處理的氨便會進入腦部，結果影響到記憶力或辨識

處理細菌或異物的「身體防禦反應」

在肝臟當中，除了肝細胞外還有以庫氏細胞為代表的幾種不同細胞，而這些都被稱為肝臟竇狀隙細胞。如果有細菌或病毒經由腸壁而進入肝臟，庫氏細胞就會將這些異物包進自己的細胞內並加以消滅。

由於肝臟擁有這些細胞，足以吞噬消化對身體有害的細胞或異物，因此肝臟還具有不同於化學性解毒作用的異物處理機制。

分泌膽汁，幫助消化吸收

除了前述功能外，在肝細胞中還可分泌出膽汁，並且暫時性地濃縮儲存在膽囊內。

膽汁可幫助消化吸收脂肪，而且也有助於維他命A、E、D、K等脂溶性維他命的吸收。

此外，膽汁的另一項功能，就是將老舊紅血球分解時所產生的膽紅素（膽色素）排出體外，負責處理身體不需要的成分。

膽紅素就是人體糞便的顏色來源，罹患肝病而導致膽汁的分泌能力下降，或是因病讓膽管堵塞造成膽汁不易流出，糞便的顏色就會變白。

膽汁的分泌一旦停滯，膽紅素就會不斷累積在血液中，於是血液會逐漸變黃，最後形成黃疸現象而導致眼白或肌膚變黃。

罹患肝病時尿液的顏色有可能深如烏龍茶或可樂，這就是因為累積在血液裡的膽紅素藉由尿液來排出體外。

《膽汁的分泌與排泄》

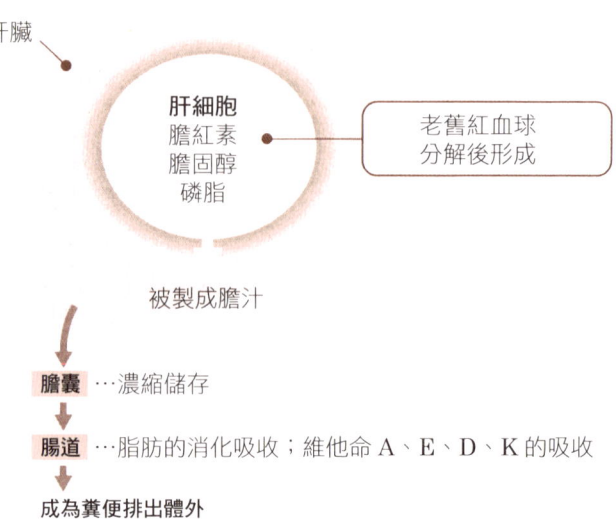

PART 1 肝臟的功能和肝病的種類

《膽固醇的循環》

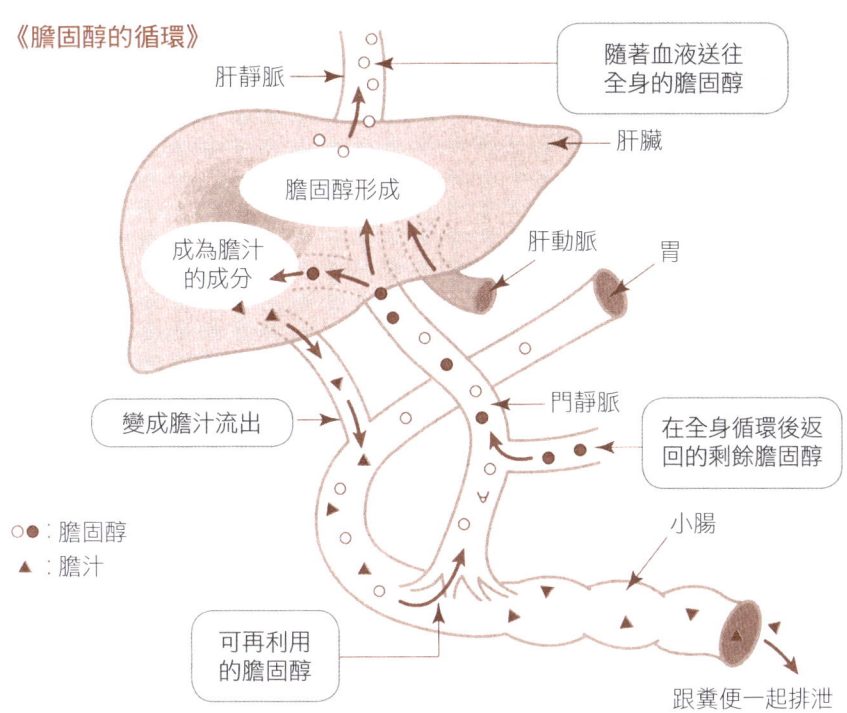

利用肝臟循環回收身體所需物質

膽汁酸是形成膽汁的成分，這是由膽固醇所製作而成，而多餘的膽固醇會隨著膽汁一起排泄掉。

從膽管分泌到十二指腸的膽汁可幫助脂肪的吸收，之後便隨糞便一起被排出體外，不過身體所需的膽固醇等則會在腸道內吸收後再次利用。

第 3 話 肝病的種類

各種病毒及生活習慣……作戰前先徹底了解原因

病毒感染及生活習慣所引起的兩大類

基本上肝病可分為兩大類,一種是感染肝炎病毒所引發的病毒性肝炎,而另一種則是因為生活習慣所導致的脂肪肝或酒精性肝功能障礙。

目前在日本最常見的肝病,正是病毒性肝炎。

會引發病毒性肝炎的肝炎病毒,可分為A型、B型、C型、D型和E型等幾種。不過現在的日本幾乎沒有D型和E型的感染病例,問題比較嚴重的是A型、B型、C型三種。

肝炎病毒的感染途徑,大致可分為口部感染和血液感染兩大類。

經由口部感染在過去被稱為傳染性肝炎的A型(參見第34頁)及E型病毒所導致。這些病毒會隨著帶原者的糞便排出,一旦混入水或飲料食物便會擴散增加感染機率。在衛生環境越來越好的現代,日本仍然有許多人感染到A型肝炎。由於擁有A型病毒抗體的人逐漸減少,因此在海外感染、或是食用了國外進口的貝類等生鮮食品後感染便成為日趨嚴重的問題。

透過血液感染的是B型(參見第38頁)、C型(參見第44頁)、D型等被稱為血清肝炎的

26

《病毒性肝炎的種類》

	感染形態	感染形態	潛伏期	好發時期	猛爆性肝炎的併發	預防方法
A型	急性	經由口部（被患者糞便所感染的生食等）	2～6週	入冬～春	極有可能	預防注射、免疫球蛋白
B型	急性、慢性（成人經常由急性轉為慢性）	血液（母子感染、性行為、接觸患者的血液等）	1～6個月	不一定	可能	預防注射、免疫球蛋白（HB-IG）
C型	急性（容易轉為慢性）慢性	血液（母子感染、接觸患者的血液等）	2週～6個月	不一定	極有可能	無
D型	急性、慢性（成人經常由急性轉為慢性）	由B型肝炎所併發引起（血液、母子感染、接觸患者的血液等）	1～6個月	不一定	可能	只要預防罹患B型肝炎就能避免感染
E型	急性	經由口部	2～9週（平均6週）	依區域不同的雨季	極有可能（尤其孕婦最多）	無

病毒性肝炎可分為急性與慢性兩種

當肝臟感染病毒後，為了排除病毒就會啟動免疫機制，於是開始產生肝炎的現象，並可依症狀分為急性和慢性兩種。

種類。這些病毒會存活在帶原者的血液中，並藉由血液或混入血液的體液造成感染。

在過去，曾有一段時期B型病毒會因為母親是帶原者而造成「母子感染」的問題。不過現在由於預防接種逐漸普及，所以已經能達到預防感染的效果，目前以性交為主要的感染途徑。

C型病毒原本是因為輸血或預防注射時重複使用相同的針頭而造成感染，但是現在這種情況已獲得改善，因此相較於醫療行為造成的感染，以同一個針頭交叉施打毒品、刺青或穿耳洞等更容易出現感染的情況。

急性肝炎

感染肝炎病毒後，雖然很快就會出現肝炎的現象，但相對的幾乎都能在較早的階段進行治療。基本上不論哪一型的病毒都有可能引發急性肝炎，其中症狀最明顯的就是A型肝炎。

而B型肝炎，成年後感染的話約有30％的人會出現症狀，大部分的人都是在無意間被感染並自然痊癒，也就是屬於所謂的隱性感染。

罹患C型肝炎時絕大多數都不會出現什麼特別的症狀，因此許多人根本無法察覺自己已經被感染。

此外，急性肝炎還有可能因症狀惡化而導致併發「猛爆性肝炎」。雖然不是每個病例都會如此，但感染B型肝炎還是有可能發生，而且由A型肝炎演變成猛爆型的案例也不是沒發生過。一旦轉為猛爆性肝炎，大部分病患的肝功能會在兩週內急速減退，最後甚至失去生命。

《感染A型肝炎病毒的演變模式》

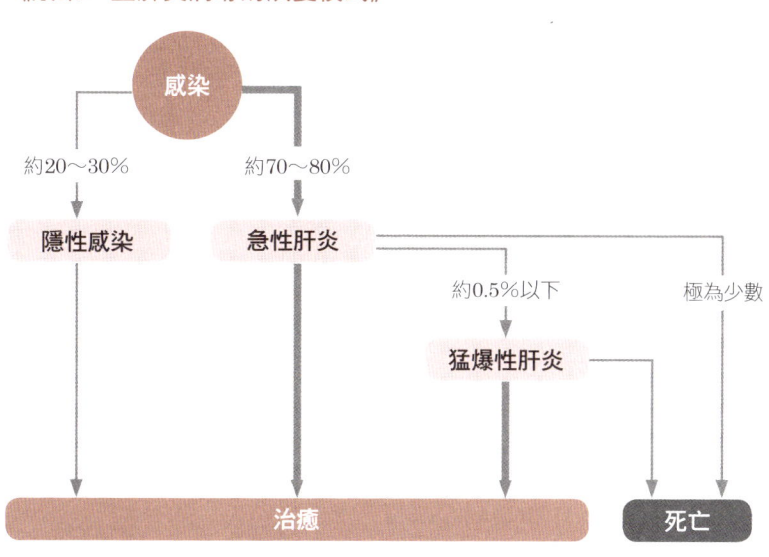

慢性肝炎、肝硬化、肝癌

肝臟發炎的現象持續超過六個月以上,就已經進入體內後病毒就會附著在肝臟內部,如果疑似罹患了慢性肝炎。容易引發慢性肝炎的通常是B型和C型病毒,A型肝炎幾乎不會出現慢性化的情況。

B型肝炎之所以容易慢性化,主要是患者透過母子感染而成為帶原者。在這些帶原者當中,約有10～15%的人是屬於慢性化的族群。

C型肝炎的患者若出現急性肝炎的症狀,約有70～80%的人會轉為慢性肝炎。

慢性肝炎本身雖然不是致命的疾病,但是發炎的現象若持續下去,最後就有可能轉變成肝硬化、甚至是肝癌。

B型的慢性肝炎患者中,約有10%會演變成肝硬化,而其中每年約有1～2%的人會轉為肝癌。

罹患C型慢性肝炎,約有40～50%的人會轉

《感染 B 型肝炎病毒的演變模式》

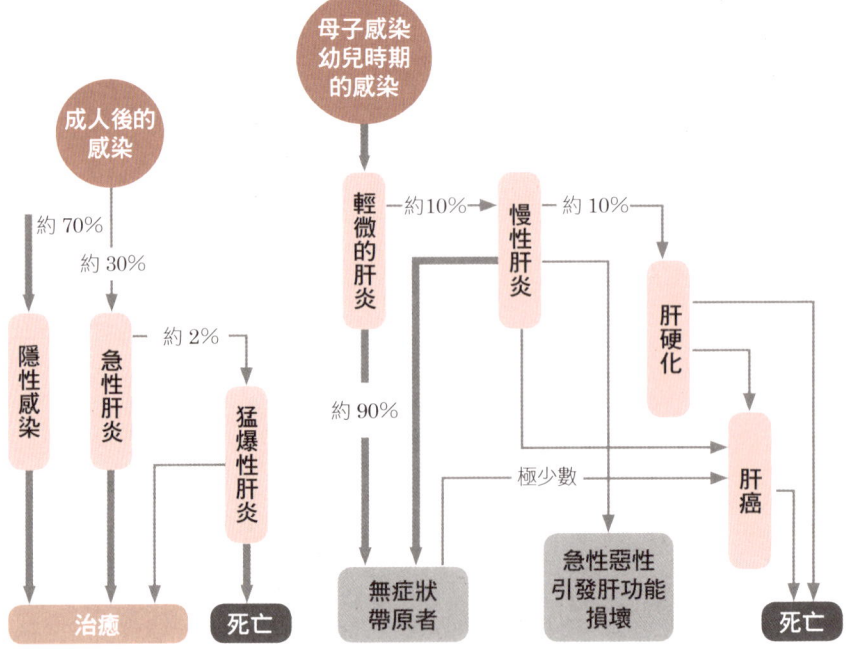

《感染 C 型肝炎病毒的演變模式》

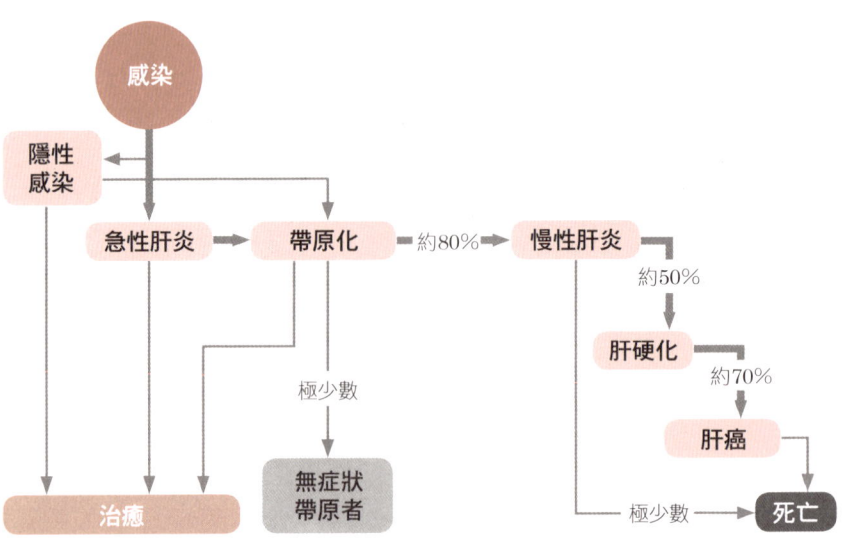

生活習慣所導致的脂肪肝、酒精性肝功能障礙

因為生活習慣不好,在各種不正常的生活因素下所導致的肝臟疾病,有脂肪肝及酒精性肝功能障礙。

其中脂肪肝又被稱為飽食時代的附屬品,而且罹患的人數可說是有增無減。所謂的脂肪肝,是指脂肪囤積在肝臟內並導致肝功能減弱,大部分都是因為暴飲暴食、運動量不足所引起。只要改善生活習慣,就能治好脂肪肝的現象。

至於另一個酒精性肝功能障礙,則是長期飲酒過量而造成肝臟的受損。在日本也有伴隨著酒類消費量增加,而出現病例越來越多的趨勢。

此外,過去提到酒精性肝功能障礙時,印象中大部分都是男性才會出現的疾病,但是近年來由於女性飲酒的機會也不斷增加,因此預測未來女性患者的人數也會變多。酒精性肝功能障礙,只要戒酒就能讓肝臟的機能獲得改善,不過持續喝酒而導致肝硬化的話,肝臟就會永遠失去正常的功能。

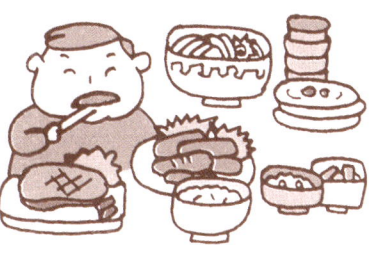

脂肪肝

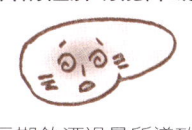

暴飲暴食、運動不足等原因

酒精性肝功能障礙

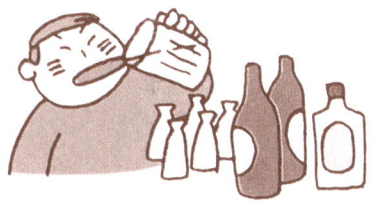

長期飲酒過量所導致

《肝病的主要血液檢查》

檢查項目	檢查重點	正常值（參考值）	異常情況	疑似疾病
血清蛋白總量（TP）	肝功能的狀態。因為血液中的蛋白質幾乎都是由肝臟所製造。	6.7～8.3g/dl	降低	非常低…慢性肝炎、肝硬化
A/G 比值	肝功能的狀態。二者是血中蛋白的主要成分，當 A 減少而 G 增加時數值就會下降＝異常。	1.1～2.0g/dl	降低	比標準值低，蛋白總量也低…慢性肝功能障礙、肝硬化
白蛋白（ALB）	纖維化的狀態。由肝細胞所形成，約佔總蛋白量的60%。	3.8～5.3g/dl	降低	慢性肝炎、猛爆性肝炎、肝硬化
ZTT（硫酸鋅濁度試驗）	是否因為肝功能減弱，而導致血漿蛋白出現異常。	2.0～12.0U	升高	慢性肝炎、病毒性肝炎、肝硬化
GOT（AST）	肝細胞的破壞程度。心臟或肝臟內部的酵素。	8～40IU/l/37℃	升高	GOT＞GPT…急性肝炎初期、慢性肝炎、肝硬化、肝癌（隨比率而不同）
GPT（ALT）	肝細胞的破壞程度。主要是肝臟內部的酵素。	5～45 IU/l/37℃	升高	100～200 IU/l 且 GOT＜GPT…慢性肝炎 300～500IU/l 以上…急性肝炎、慢性活動性肝炎
γ-GTP	是否因肝臟或膽道系統的異常，而導致膽汁分泌變差，以及跟解毒作用相關的酵素。	男性 80IU/l/37℃以下 女性 30 IU/l/37℃以下	升高	γ-GTP 很高…酒精性肝功能障礙等 ALP 很高…骨骼方面的疾病等
ALP	是否因肝臟或膽道系統的異常，而導致膽汁分泌變差，以及膽汁內的酵素。	100～325 IU/l/37℃	升高	二者皆高…膽道的異常、肝硬化、慢性活動性肝炎、藥物性肝功能障礙等
LDH	由醣類加工製成的酵素。必須配合其他指數判讀。肝細胞障礙的有無。	120～240 IU/l/37℃	升高	急性肝炎、癌症、心肌梗塞
ChE（膽鹼酯酶）	纖維化的狀態。在肝臟中製造，具有代謝機能的酵素。	3000～7000 IU/l/37℃	不論升高或降低都有患病的可能性	低…急性・慢性肝炎、肝硬化、肝癌 高…脂肪肝、腎病症候群、甲狀腺亢進症狀
總膽固醇（T·ChO）	肝功能的狀態。	120～219mg/dl	不論升高或降低都有患病的可能性	低…肝硬化、猛爆性肝炎 高…膽汁滯留
總膽紅素（TBL）	是否出現肝細胞或膽道的障礙。分為直接型及間接型。	0.2～1.1mg/dl	升高	黃疸、肝炎、肝癌、膽道癌、膽結石 直接型較多…肝細胞、膽稻系統的疾病 間接型較多…血液方面的疾病
血小板（PLT）	纖維化的狀態。	14.0～34.0×10 4/μl	降低	慢性肝炎、肝硬化

※ 關於肝炎病毒標記請參照 P42、49。

32

PART 2

關於病毒性肝臟疾病的類型

第1話 A型肝炎

由於擁有抗體的人逐漸減少，因此必須注意集體感染

感染途徑為飲食等，出國旅行尤其要特別注意

A型肝炎是屬於經由口部感染的急性肝炎，而且不會轉變成慢性肝炎。

其感染途徑，是吃下被A型肝炎病毒所污染的水或生的貝類等未煮熟的食物，或是經由吃下這些東西的人所排出的糞便而感染。當中又以養殖蚵必須特別注意。

雖然日本目前因為衛生狀況變好而減少被感染的機會，不過前往海外旅行時，在衛生條件較差的地區，患病的案例卻不在少數。

過去由於日本擁有A型肝炎抗體的人非常多，因此大部分罹患此疾病的是以不具抗體的年輕人為主，然而因為受到感染機會減少的影響下，最近也開始出現沒有抗體的高齡者被感染的病例。

症狀與過程——從類似感冒的症狀到出現黃疸現象

如同前面提到A型肝炎是屬於急性肝炎，所以患病後會馬上出現嚴重的症狀。首先是38℃以上的高燒，並且會伴隨著發燒而有頭痛或全

34

診斷與治療──靜養及補充營養為治療的根本

身的倦怠感等，初期的症狀非常類似感冒。這些症狀約會持續一週左右。除此之外，也有可能會出現食慾不振、噁心、想吐或腹痛等消化道的症狀。

當這些類似感冒的症狀治好之後，則會開始出現黃疸的現象。由於血液中充滿了膽紅素，因此眼白或皮膚逐漸變黃，而尿液也會變成深咖啡色。

雖然有些人會擔心一旦出現黃疸就表示病情惡化，但黃疸現象持續2～3週後，大部分的患者都會開始逐漸恢復正常。從患病到完全治好為止，大約需要1個月～1個半月的時間。

診斷當中，可利用血液檢查來了解病毒是否存在，而肝功能檢查則可掌握病情的嚴重程度。

一旦罹患A型肝炎，為了排除A型病毒血液中

《罹患A型肝炎的人數會出現高低峰》

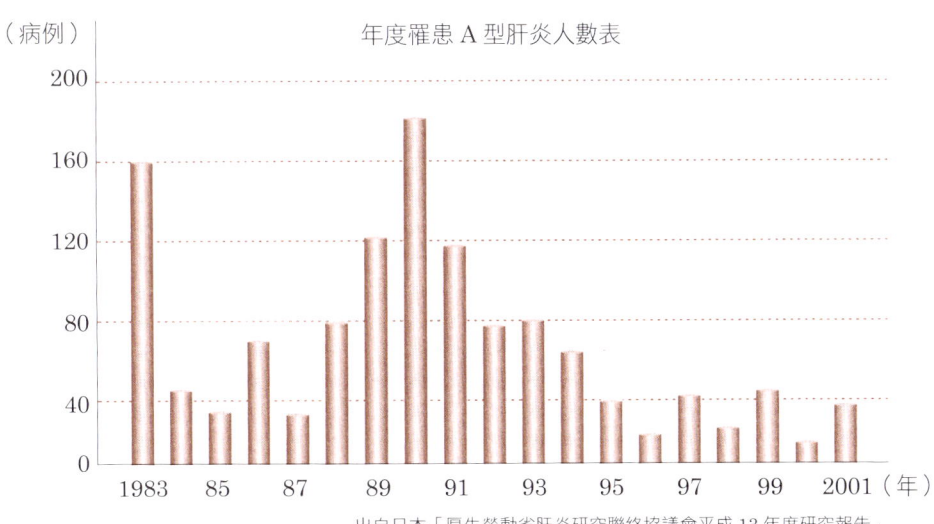

年度罹患A型肝炎人數表

出自日本「厚生勞動省肝炎研究聯絡協議會平成13年度研究報告」

35

會開始產生IGM型HA抗體，如果在肝功能檢查中呈現陽性且指示出現異常，就會被診斷為A型肝炎（這種抗體又被稱為病毒標記。）不過在剛患病時由於抗體尚未產生，所以有必要特別注意。

A型肝炎的治療最重要的就是靜養，在GPT（ALT）超過1000以上的急性時期，以臥姿靜養最為重要。罹患急性肝炎後肝臟會因為發炎而腫脹，結果導致血液循環不暢通，而平躺可讓流往肝臟的血液稍微趨於平順。為了控制肝臟的發炎現象並且讓肝細胞修復，就必須讓肝臟內具有充足的血液。

接著，補充必要的營養讓受損的肝細胞獲得修復。在A型肝炎的病患中，由於可能出現高燒再加上噁心或嘔吐的症狀，因此大多都無法攝取到足夠的飲食。在這種情況下，則必須利用點滴來為病患補充醣類、胺基酸及維他命等營養素。

罹患A型肝炎時，基本上會以靜養和補充營養來達成自然痊癒的目的，不過黃疸現象過強的話，也會藉由藥物來加以控制。

勤洗手及注射疫苗可預防疾病

目前在日本擁有A型病毒抗體的人越來越少，一旦身邊出現感染者就有可能會造成集體患病。萬一家族或周圍的人罹患了A型肝炎，為了避免二次感染就必須勤洗手或徹底清洗衣物。

另外，本身不具A型病毒抗體的人，若要前往A型肝炎盛行的地區旅行，事先接受預防接種就能安心地出發。只要接受過一次預防接種，有效期間可長達三年左右。

只是抗體無法一注射就立即見效，而是必須經由數週的時間才有效果，因此在接受預防接種時也要把這段時間計算進去。除了預防接種之外的注意事項，還有盡量避免飲用生水或吃生食，所有的食物都必須加熱調理等。

PART 2 關於病毒性肝臟疾病的類型

《前往 A 型肝炎盛行的地區時》

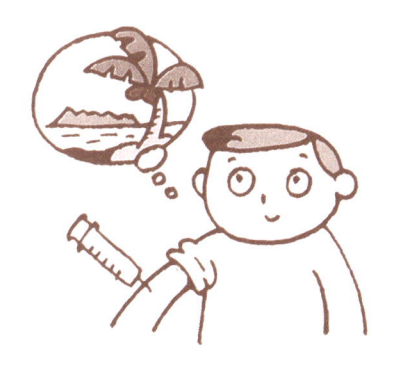

旅行前先接種預防注射

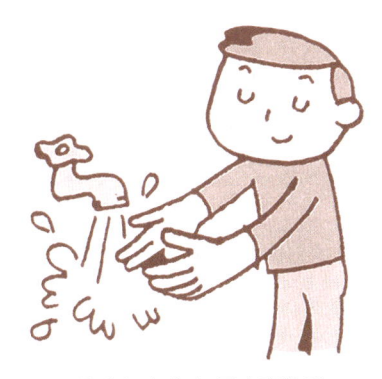

飯前或如廁後必須確實洗手

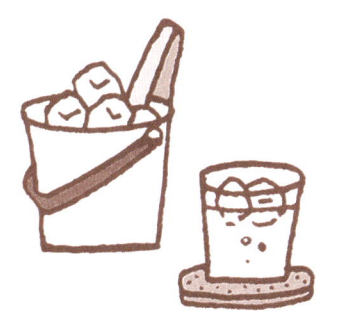

不喝生水。
以生水製成的冰塊也必須注意

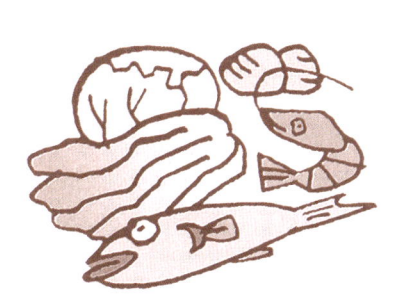

避免食用生的蔬菜、海鮮類，
只吃加熱煮熟的食物

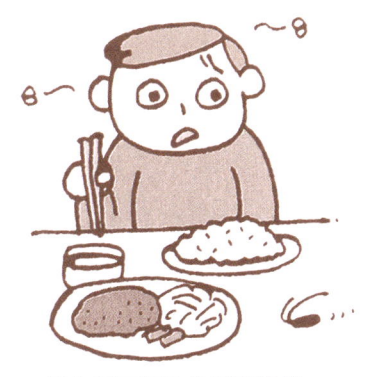

避免到不衛生的餐廳用餐

第 2 話　B型肝炎

症狀較為穩定，但急速惡化的情況也會發生

感染途徑為血液或體液

B型肝炎的病毒，是透過血液或體液而感染。

其感染路徑可分為垂直感染和水平感染兩種。

所謂的垂直感染，是指母親為帶原者並直接傳染給小孩的母子感染。母親的血液在生育時進入小孩的體內，於是造成感染的現象。而免疫系統尚未健全的幼兒一旦感染，自己並不會出現B型肝炎的症狀，但病毒會一直存留在體內，像這種狀態就被稱為帶原者。不過目前由帶原者母親所生的新生兒，出生後就能立即接受免疫球蛋白的注射，一個月後又會接受三次的預防接種，所以現在新的母子感染病例已經很少見了。

至於水平感染，過去是因為輸血、血液製劑、手術或預防注射針筒及醫療器具重複使用所造成的醫療疏失，還有性行為、外傷、穿耳洞、濫用藥物者輪流使用相同注射筒、刺青、穿耳洞等都有可能會導致感染。近年來輸血用的血液會經過嚴格的篩選，所以已經不必擔心混入肝炎病毒；而注射時針頭是一人一支、用過即丟，因此在醫療院所再也不會受到感染的機會了。

38

PART 2 關於病毒性肝臟疾病的類型

《B 型肝炎病毒的感染路徑》

經由血液或體液而感染
- 垂直感染：母親為帶原者，出生時遭到母子感染
- 水平感染：
  - 過去有輸血、血液製劑、手術等
  - 被污染的注射針頭、注射器、醫療器具等的重複使用
  - 性行為
  - 外傷
  - 濫用藥物者輪流使用被感染的注射器
  - 刺青、穿耳洞
  - 重複使用針灸治療的針

※ 目前垂直感染已經能夠預防，而輸血、血液製劑或醫療器具的污染等醫療行為也幾乎不會出現感染的機率。

《母子感染的預防方法》

懷孕期間在血液檢查中測出 HBs 抗體呈陽性反應時

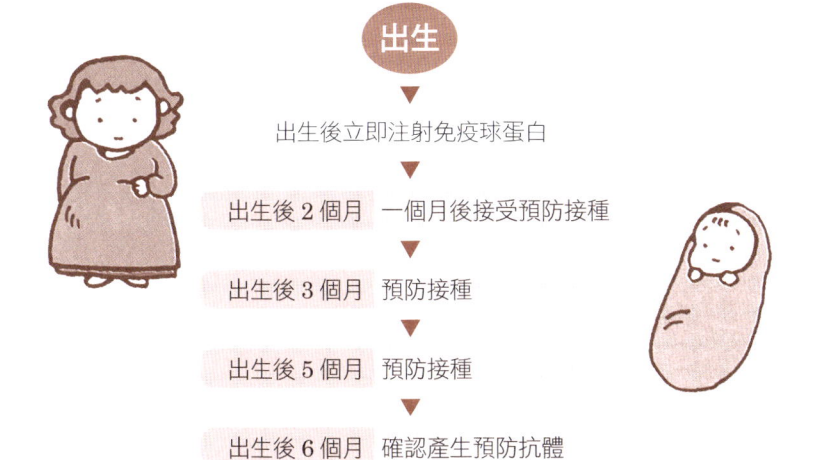

出生
↓
出生後立即注射免疫球蛋白
↓
出生後 2 個月　一個月後接受預防接種
↓
出生後 3 個月　預防接種
↓
出生後 5 個月　預防接種
↓
出生後 6 個月　確認產生預防抗體

發病過程與感染者的自然演變

B型肝炎的慢性化、以及生病過程的多變是最大的問題。其感染的演變當中,可分為具有慢性化危險的持續感染,還有自然治癒率明顯較高的一次性感染兩種。

所謂的持續感染,就是出生時受到母子感染或在幼兒時期受到感染,而一次性感染則是成年後才感染到B型肝炎病毒。

在幼兒時期感染的情況,雖然會成為無症狀的帶原者,成年後才出現肝炎的症狀,但大部分的人在抗體的運作下能夠抑制B型肝炎的病毒,最終以無症狀的帶原者平安度過一生。

此外,在肝炎惡化之後,隨著B型肝炎病毒的感染力急速下降,所以病患大多都能將肝炎治

目前較為嚴重的,就是跟帶原者進行性行為後感染,以及濫用藥物者輪流使用相同注射針頭等問題。

《感染B型肝炎病毒後的演變過程》

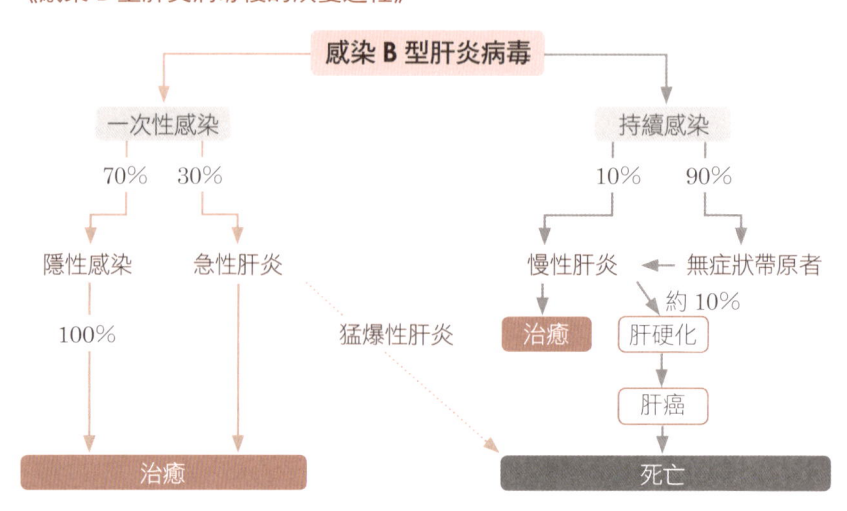

感染B型肝炎病毒
├─ 一次性感染
│ ├─ 70% → 隱性感染 → 100% → 治癒
│ └─ 30% → 急性肝炎 → 治癒
│   ↘ 猛爆性肝炎 → 死亡
└─ 持續感染
   ├─ 10% → 慢性肝炎 → 治癒
   └─ 90% → 無症狀帶原者
          ↓ 約10%
          肝硬化 → 肝癌 → 死亡

※ 罹患一次性感染且轉為急性肝炎後,出現猛爆性肝炎的機率為 1～2%。

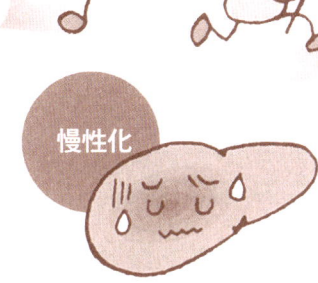

PART 2 關於病毒性肝臟疾病的類型

好。其餘約有10％的病患因為無法自然痊癒而轉為慢性肝炎，這當中又有10％會演變成肝硬化，而在這10％中約有80％的患者會轉為肝癌。

另一方面，成年後才因醫療疏失或性行為而遭受一次性感染的人，約有70％會在體內產生一種名為中和性抗體的HBs抗體，於是成為隱性感染並自然痊癒。不過另外30％的人會引發急性肝炎，而其中的1～2％甚至會成為猛爆性肝炎。

感染B型肝炎後可能出現各種不同的演變過程，有別於A型的慢性化是這類肝炎的特徵。

不容易出現自覺性症狀的 B型慢性肝炎

罹患B型慢性肝炎，最具代表性的症狀就是倦怠、容易疲勞等現象。不過即使肝功能指數出現異常，有些人還是不會出現任何自覺性的症狀。甚至有很多人是到了肝功能已經嚴重受損，開始出現黃疸時才稍微顯露出疲倦感。

雖然已經出現黃疸現象，但症狀輕微的話是不容易從皮膚或眼白來察覺的。對大家來說最明顯可見的黃疸症狀，就是尿液顏色的變化。既沒有進行激烈運動或勞動而大量流汗，也沒有發高燒，可是尿液的顏色卻如烏龍茶般成為深褐色時，罹患黃疸的可疑性便急速增加。

跟其他肝炎比起來，雖然B型慢性肝炎的症狀較為輕緩，然而病情一旦急速惡化，就會出現強烈的黃疸現象或倦怠感、食慾不振等症狀。

B型慢性肝炎的演變，因為會隨著病毒的活動而出現各種不同的變化，所以並沒有較具體

41

檢查與診斷──集體檢驗中經常會篩檢出感染者

的一般參考模式。由於不知道會在哪個時期出現哪種變化，因此定期檢查追蹤病況就是最重要的關鍵。

罹患B型慢性肝炎又沒有自覺性症狀的人，大部分是在集體檢查的血液項目中，驗出異常才發現生病的事實。

肝功能檢查中如果顯示肝臟已受損，而且在GOT（AST）、GPT（ALT）的指數中出現異常，就能檢查出是否感染病毒或是病毒標記的活動狀況。

在罹患B型慢性肝炎的情況下，只要HBe抗原呈陽性反應就表示體內有病毒，而HBe抗體為陽性反應的話，則代表體內所存活的病毒活動力較弱。此外，B型肝炎的病毒標記若持續出現陰性反應，也有可能是患者已經完全治癒了。

除了上述項目外，還可依實際需求來進行超音波檢查或CT電腦斷層掃描等影像檢查，以確認肝臟的形狀及是否出現腫瘤。

有必要的話還可取出肝臟組織，在顯微鏡下做切片的肝生檢。

《B型肝炎的病毒檢查》

病毒標記的種類	呈現陽性反應時
HBs 抗原	目前正感染B型肝炎的病毒
HBs 抗體	過去曾罹患B型肝炎，目前已產生防禦性抗體
HBc 抗體	強陽性表示正在感染B型肝炎，弱陽性表示過去曾罹患
IgM型HBc抗體	初期的B型肝炎
HBe 抗原	血液中含有許多B型肝炎病毒，感染力強
HBe 抗體	血液中的B型肝炎病毒很少，感染力弱
HBV 關聯 DNA-P	檢查病毒基因所產生的酵素，間接測量病毒的數量
HBV-DNA 定量	直接測量血液中病毒基因的數量

PART 2 關於病毒性肝臟疾病的類型

在治療上，以藥物來控制是一條漫漫長路

治療B型慢性肝炎的最終目的，無非就是完全消滅B型肝炎病毒。

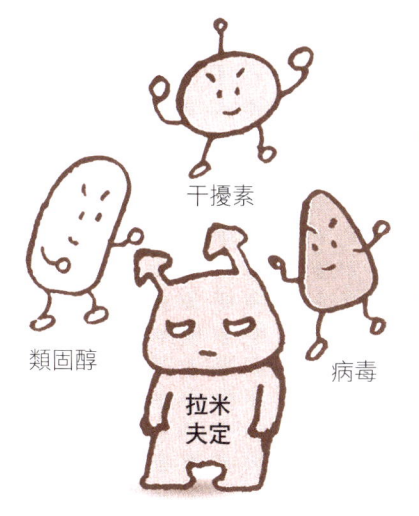

如果HBe抗原呈陽性反應，而且體內病毒數量極少的情況下，使用干擾素有可能出現不錯的療效。只是，這種藥物高齡者不可使用。

目前使用頻率最高的是一種名為拉米夫定的抗病毒藥物，由於無副作用，因此肝臟已經受損的高齡者也可服用。只是服藥治療時若B型肝炎病毒發生突變的狀況，即使正在接受治療也有可能出現肝炎惡化的情形，是一種很難妥善加以運用的藥物。近期內，預計會有更具療效的抗病毒藥劑問世。而在這些藥物的治療下，讓所有B型慢性肝炎患者全部治癒應該就不再只是夢想。

像這樣在接受治療的同時，針對肝臟的發炎現象對症下藥，或是藉由控制類固醇藥劑的使用方法，進行可促進強烈免疫反應的類固醇戒療法等。

患病後的日常生活注意事項

治療A型肝炎的首要條件是靜養，而B型慢性肝炎除非是惡化，否則並沒有特別的限制，即使跟過去一樣生活也沒關係。

由於B型肝炎是透過血液或體液來傳染，因此沾到血液或或容易接觸血液的物品千萬別跟其他人共用，而進行性行為時請務必戴上保險套。

干擾素

類固醇　　病毒

拉米夫定

到目前為止光靠藥物就想排除病毒是極為困難的事。

43

第 3 話　C型肝炎

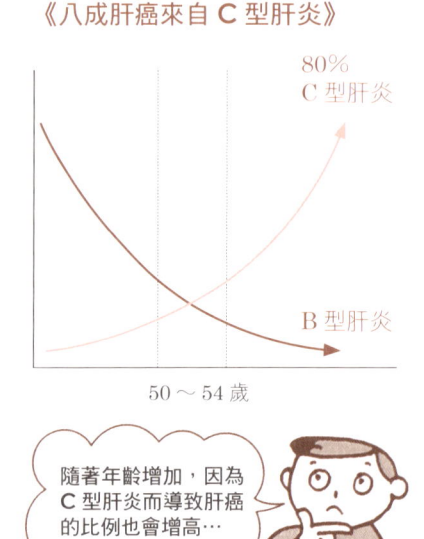

經由血液感染，悄悄轉為慢性病是導致肝癌因素的八成

對於感染毫無知覺，C型肝炎的恐怖之處

日本人因罹患肝癌而死亡的人數，大約從1990年開始持續增加。而其中罹患肝癌的原因，竟然有高達8成是因為感染C型肝炎病毒。光從這一點，就能得知C型肝炎真正的恐怖之處，在於大部分的人都不知道自己已經感染了病毒。

目前在日本據推測大概有200萬名的感染者，而且事實上其中有半數約100萬人完全沒察覺到自己已經被感染。

感染到C型肝炎，雖然是屬於急性肝炎卻幾乎不會感受到任何症狀，其中約有7～8成的患者會轉為慢性化。一旦成為C型慢性肝炎，

《八成肝癌來自C型肝炎》

80%
C型肝炎

B型肝炎

50～54歲

隨著年齡增加，因為C型肝炎而導致肝癌的比例也會增高…

44

《何謂 C 型肝炎？》

藉由血液而感染

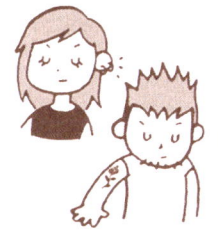

過去的感染來源大部分是輸血或一般的醫療行為所導致。現在則是穿耳洞或刺青等。

即使感染也會在不知不覺中轉為慢性化

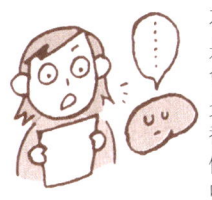

不同於 A 型肝炎的是，即使感染也不會馬上出現急性肝炎的症狀，大部分都是先慢性化，在健康檢查的驗血當中才檢測出已經感染的事實。

病毒性肝炎有 8 成是 C 型肝炎

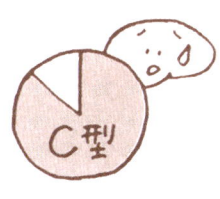

自從醫界發現 C 型肝炎病毒以來，在肝病中的病毒性肝炎所佔比例便直線上升。

容易演變成肝癌的肝炎

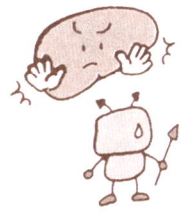

C 型肝炎會依照順序從肝炎→肝硬化→肝癌來演變。只要確實接受治療就能避免惡化成肝癌的結果。

過去的感染途徑主要為輸血。日常生活中並不會感染

C 型肝炎是透過血液來傳染。過去輸血一直是最大的感染來源，而其餘大部分都是因為預防注射或靜脈注射等的針頭感染，還有止血時的處理等一般醫療行為所導致。沒接受過大手術或輸血動作卻被感染的人，最明顯的病例就是孩童時期接受預防接種的過程中，使用同一個針頭輪流打針而造成。

不過目前預防注射都是使用拋棄式針筒，因此已經不必再擔心這種疏失。此外，由輸血所導致的感染也可以完全預防，所以日後感染 C 型肝炎病毒的可能性，應該只剩下藥物濫用者輪流使

45

《日本 C 型肝炎病毒的檢查》

① 肝癌死亡人數增加

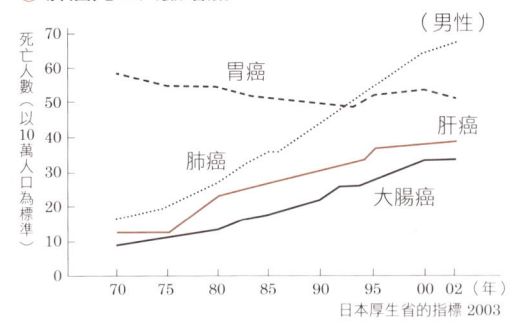

死亡人數（以10萬人口為標準）

曲線：胃癌、肺癌、肝癌、大腸癌、（男性）
橫軸：70 75 80 85 90 95 00 02（年）
日本厚生省的指標 2003

② 肝癌發生的原因有 8 成是 C 型病毒性肝炎
③ 在急性肝炎或慢性肝炎的階段阻止病情惡化

斬斷轉為肝癌的成因

④ 檢查是否罹患不容易顯現出症狀的 C 型
⑤ 2002 年開始檢查肝炎病毒

■ 檢查對象
　40 歲到 70 歲之間的人
■ 檢查內容
　・C 型肝炎病毒抗體檢查
　・B 型肝炎病毒抗原檢查
　・基本健康檢查
　　身高、體重、測量血壓、驗尿、內科診察、血液檢測，依實際需要進行心電圖檢查
■ 實施機構
　・地方公共團體所進行的集團檢查
　・指定的醫療院所
■ C 型肝炎病毒的檢驗程序

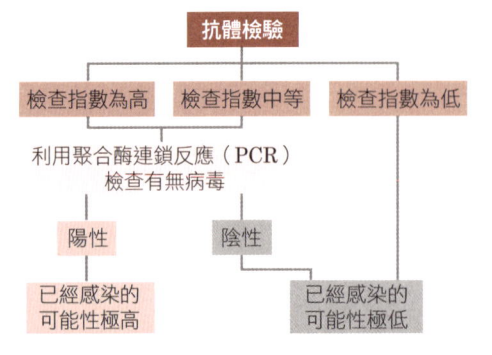

抗體檢驗
→ 檢查指數為高　檢查指數中等　檢查指數為低
利用聚合酶連鎖反應（PCR）檢查有無病毒
陽性 → 已經感染的可能性極高
陰性 → 已經感染的可能性極低

用同一個針頭，或是刺青、穿耳洞等。

於是厚生勞動省針對符合以下項目的人，病毒呈陽性反應。

(A) 1992 年以前曾接受過輸血的人。
(B) 長期接受血液透析治療（洗腎）的人。
(C) 施打過進口非加熱血液凝固因子藥劑的人。

主動接受抗體檢查」的建議。

提出「感染 C 型肝炎病毒的可能性極高，最好

另一方面，隨著感染 C 型肝炎病毒而轉為慢性肝炎的患者人數不斷增加，日本厚生勞動省於 1990 年 4 月開始在各地區單位的國民健檢中，為超過 40 歲以上的人進行 C 型肝炎病毒的抗體檢測。在這項檢查當中，目前年齡超過 40 歲以上的人約有 2～3% 被測出 C 型肝炎

46

(D) 施打過風險等同於漿的非加熱血液凝固因子藥劑的人。
(E) 施打過纖維蛋白藥劑的人。
(F) 接受過重大手術的人。
(G) 接受過器官移植的人。
(H) 藥物濫用者或有刺青的人。
(I) 穿過耳洞的人。
(J) 過去曾在健康檢查中測出肝功能指數異常，但後續沒有接受肝炎檢查的人。

由急性轉慢性的速度很快，但演變為肝癌的速度緩慢

C型肝炎的特徵，就是剛感染時的急性期幾乎不會被察覺，而且慢性化之後也不會出現自覺性症狀。甚至還有病患是在罹患C型肝炎超過20年後才被診斷出來。

更令人困擾的，是C型肝炎跟A型或B型肝炎不同，至今尚未研發出有效的預防藥物。

一感染到C型肝炎病毒，會有2週到4個月的潛伏期，然後變成急性肝炎。這個階段的症狀，是「倦怠」、「沒有食慾」、「胃部一帶感覺沉重」等，類似於一般感冒症狀或過度勞累的現象。

雖然稍微嚴重的急性肝炎有可能出現黃疸的症狀，但這是極少數的個案，實際上大部分患者都是在毫無知的情況下逐漸痊癒。雖然C型肝炎會像這樣在不知不覺中由急性轉為慢性，但即使完全沒接受治療而讓病情自然演變，要從肝硬化進行到肝癌最快也要20～30年，而慢者則需40～50年。跟B型慢性肝炎比起來，轉變為癌症的時間會晚10年左右也是特徵之一。

罹患C型慢性肝炎後，肝臟為了排除病毒於是產生免疫反應，因而引發持續性的發炎現象，導致肝臟不斷進行破壞與再生的循環。每次進行這種修復動作都會讓肝臟因纖維化而逐漸變硬，一旦開始出現小瘤，就會成為所謂的肝硬

《罹患 C 型肝炎後的演變過程》

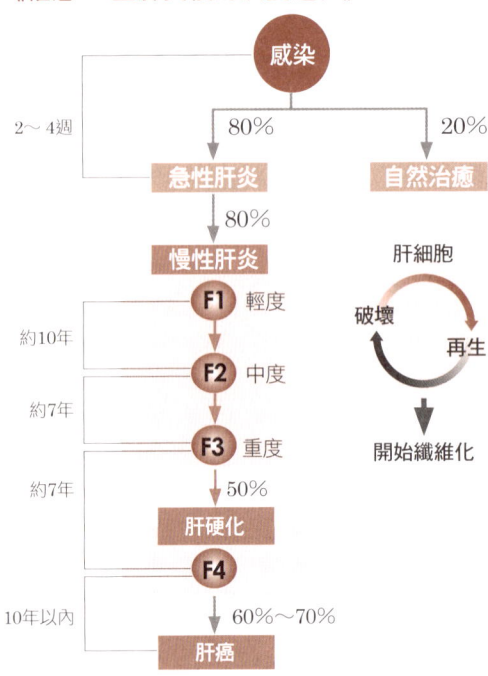

```
              感染
            ↙      ↘
         80%       20%
  2～4週  ↓         ↓
       急性肝炎    自然治癒
         ↓ 80%
       慢性肝炎
         ↓
  約10年  F1 輕度
         ↓
  約7年   F2 中度              肝細胞
         ↓                  破壞 ⟲ 再生
         F3 重度                ↓
  約7年   ↓ 50%             開始纖維化
       肝硬化
         ↓
         F4
  10年以內 ↓ 60%～70%
        肝癌
```

化，而之後持續下去則會變成肝癌。

總之在 C 型肝炎當中，肝臟的纖維化發展就等於是病情的演變過程，而致癌率高也是此一纖維化所導致。因此病患若罹患 C 型肝炎，都會以纖維化的程度來表示病情的嚴重程度。

F1 是較輕的慢性肝炎，F2 為中等程度的慢性肝炎，F3 是已經發展嚴重的慢性肝炎，而 F4 則是肝硬化。可想而知，隨著病情演變進入下一個階段，就表示罹癌的危險性也增加。

由於進入下一個階段大約會花 7～10 年的時間，因此從輕度的慢性肝炎演變到最後一個階段的肝癌，中間可能會經過 40 年之久。

為此，如果得知自己罹患了 C 型肝炎，確定目前自己正處於哪一個階段是非常重要的關鍵，因為這樣才能找到最適合的 C 型肝炎治療方向。

檢查與診斷──基本的檢查項目是驗血

C 型肝炎的診斷中必要的檢查項目，基本上有透過驗血取得 GOT（AST）以及 GPT（ALT）的指數，確認肝臟的狀況、檢測 GPT（ALT）的指數，確認是否感染病毒、病毒的種類或數量等的病毒檢測、檢測血小板數量以確認肝臟纖維化的程度，還有為了早期發現癌症而做的腫瘤標記等。此外還

48

《診斷 C 型肝炎的必備項目》

	檢查項目	檢查的目的	標準值（參考值）
肝功能檢查	GOT（AST） GPT（ALT）	檢查肝細胞的損害程度。指數高就表示肝細胞的發炎程度較嚴重。在治療效果的判斷上也是必要的。	GOT10～40IU/l/37℃ GOT5～45IU/l/37℃
病毒檢查	HCV-RNA檢查 Amplicor method High range method 或是 DNA Probe method	確認血液中是否含有C型肝炎病毒及數量。在治療效果的預測或成效判定上都會使用到。	
	病毒基因型檢查 （只在治療前進行）	檢查病毒的基因，預測治療效果。	
血液學理檢查	血紅蛋白 （Hb）	確認是否因治療而出現貧血的現象及其程度。	（男性） 13.5～17.5g/dl （女性） 11.5～15g/dl
	白血球數 （WBC）	確認治療對白血球減少的影響程度。	3300～9000/μl
	血小板數 （PLT）	確認肝臟發炎的程度，並檢查治療對血小板減少的影響程度。	14萬～34萬/μl
其他	超音波檢查	診斷肝臟的形狀或大小、以及表面和內部的狀態，並確認因慢性肝炎所導致的纖維化程度。此外也有可能發現早期的肝癌。	
	肝臟切片檢查	直接以針刺入肝臟，並取出一小部分的組織。可確認發炎的程度或纖維化的演變狀態。要決定治療方向時會採用的方法。	

有超音波或CT掃瞄等影像檢查。為了確認肝臟纖維化的程度，進行肝臟組織的切片採樣並在顯微鏡下實際觀察也是很重要的項目。切片對肝臟纖維化或確認發炎程度來說是不可或缺的檢查，更是決定病患被歸類在F1～F4中哪一個階段的關鍵所在。目前進行切片時可同時搭配超音波來觀察肝臟，因此過程十分安全。例如正在服用抗凝固劑而具有風險

《根據血小板數量推測纖維化的程度》

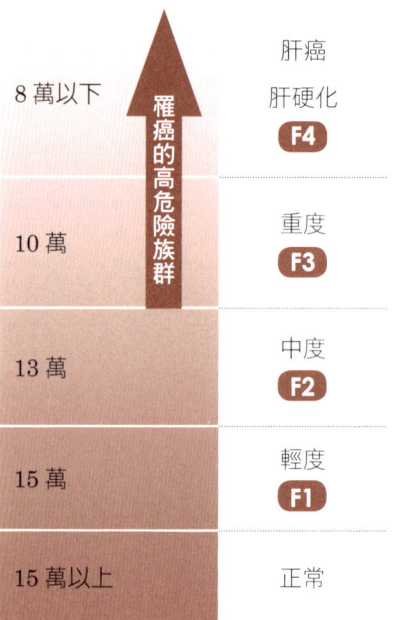

血小板數量（每1ml）		
8萬以下	罹癌的高危險族群	肝癌
		肝硬化 F4
10萬		重度 F3
13萬		中度 F2
15萬		輕度 F1
15萬以上		正常

時就不要勉強進行，透過纖維化標記或血小板等，同樣可推測出肝臟組織的發展狀態。在C型肝炎當中，充分掌握肝臟的纖維化發展程度是非常重要的，因此肝臟切片或檢查血小板數量是絕對不能遺漏的項目。

由於GOT、GPT的變動較為激烈，因此並不能當成決定C型慢性肝炎病情階段的指標。不論哪一個階段都會出現指數的變動，只要持續追蹤其變化，就能幫助判讀纖維化的速度是快或慢。雖然指數會上下波動，不過一直居高不下的情況，就表示纖維化的速度可能非常快。

關鍵的干擾素治療

C型肝炎的治療當中，是否採用干擾素，就是決定治療方向的重要關鍵。目前在干擾素治療上選擇非常眾多，尤其現在是針對病患個人所需來提供醫療服務的時代，更希望大家都能充分掌握資訊。

近來干擾素治療可分為干擾素單獨療法、搭配抗病毒藥劑組合的並用療法，以及單獨使用的長期投藥等不同模式。藉由不同的藥物種類、劑量或投藥時間等的組合，針對個人所需而量身訂做的治療方法，跟過去的制式醫療完全不能等同而論。

因為可配合患者的肝臟狀況或生活型態來規劃治療方式，為此患者本身對於疾病或醫療方

PART 2 關於病毒性肝臟疾病的類型

《干擾素治療的流程》

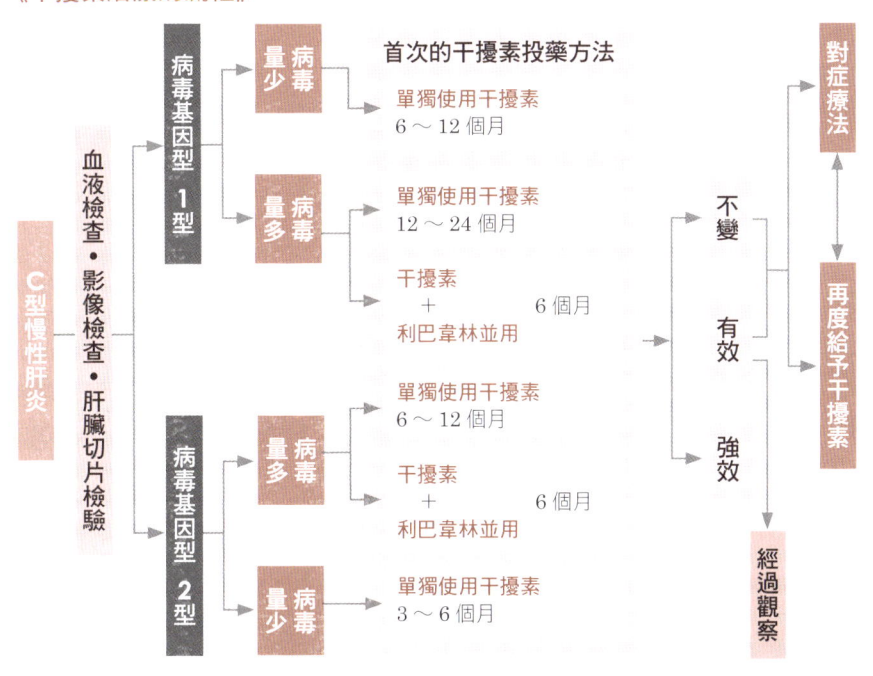

```
                                    首次的干擾素投藥方法
                        ┌─病毒量少─→ 單獨使用干擾素
                        │            6～12個月
              病毒基因型 1型
                        │            單獨使用干擾素
                        └─病毒量多─→ 12～24個月
血液檢查                              
・影像檢查                            干擾素
・肝臟切片檢驗                        ＋         6個月
C型慢性肝炎                           利巴韋林並用
                        ┌─病毒量多─→ 單獨使用干擾素
                        │            6～12個月
              病毒基因型 2型          干擾素
                        │            ＋         6個月
                        │            利巴韋林並用
                        └─病毒量少─→ 單獨使用干擾素
                                     3～6個月
```

→ 不變 → 對症療法 → 再度給予干擾素
→ 有效 → 經過觀察
→ 強效 → 經過觀察

《干擾素治療的效果》（單獨投藥的情況）

- 不變 60%
- 強效 30%
- 有效 10%

不變：病毒沒有消失，肝臟功能沒有正常化。

有效：病毒沒有消失，肝臟功能正常化。

強效：病毒消失，肝臟功能正常化。

首先，若提到干擾素是何種藥物，它原本是一種用來驅除病毒的抗病毒藥劑。當我們得到流行性感冒等病毒性疾病時，為了抑制病毒的增生體內就會自動產生一種物質。而以人工方式讓這種物質增加來抑制病毒的繁殖，就是干擾素所負責的工作。這種干擾素對治療C型肝炎來說非常有效，並以完全消除體內病毒為目標。

醫師進行有效且對等的溝通法等也必須持有正確的知識，如此才有機會與

51

除了減少體內病毒的數量外，針對纖維化的肝臟組織也可產生作用，讓纖維化的部分溶解。

干擾素治療中病患分為可接受及不可接受兩種

雖然目前已經知道干擾素可有效治療C型肝炎，但這種藥並不是每位病患都可使用，因此在一開始就必須先針對需不需要、以及是否能見效來做評估。

首先是確定干擾素治療的必要性，這部分要從顯示纖維化程度的病情階段來推測罹癌機率，並加以研判。例如屬於F1或F2的慢性階段再加上患者為高齡的話，使用干擾素治療的必要性就會降低。而在同一個階段的年輕患者，則務必要接受干擾素的治療。

接著，是確認干擾素治療會不會產生效果。如果體內病毒量過大就容易失去效果，而1cc的血液中病毒數不超過10萬個，大致是此治療力到什麼樣的程度，在自己能夠認同的情況下

此外，病毒的類型也會影響治療結果。遺憾的是，在日本的感染者中佔了7成的1b型病毒，這種干擾素療法的成效並不好。因此，醫界在這方面下了很多工夫只希望能盡量提升治療方法的成效上限。

最後是針對副作用的部分，在接受醫師說明其症狀或發生頻率後，確認自己能為治療而努

《干擾素治療與肝癌發生機率》

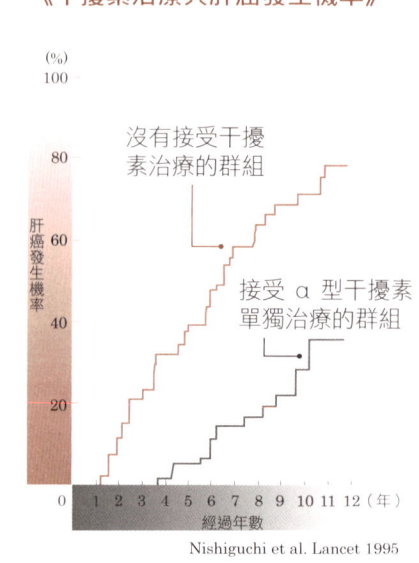

Nishiguchi et al. Lancet 1995

《治療的過程》

	早期治療			
肝癌	肝庇護劑（改善肝功能藥物）	腫瘤標記	3～4次	7%
肝硬化 F4			3～4次	3%
重度 F3				
中度 F2	干擾素治療		2～3次	1.5%
輕度 F1			1～2次	未滿 0.5%
正常	基本的治療	超音波等檢查／年		年中罹癌率

是否適合接受干擾素治療，必須從罹癌風險及病毒驅除率來判斷。

開始接受治療。

干擾素的治療方法中，可分為(1)單獨投藥、(2)干擾素和利巴韋林的合併療法、(3)干擾素的長期投藥等。不論是採用哪一種，都會同時考慮病患本身的意願，再由主治醫師來規劃設計。

無法接受干擾素治療時的對治方法

不可接受干擾素治療的情況，是指病患正在服用肝庇護劑來抑制肝臟的發炎現象，以促使肝功能恢復正常，此一目的在於降低罹癌的風險。針對症狀而使用的藥物，例如抗膽石藥（跟中藥裡的熊膽相同）、新明發健注射液（中藥中的甘草成分）等都是常見的選擇。許多患者對治療異常血脂症的藥物，倍利脂緩釋錠的抗炎、抗氧化作用都抱以期待，而我將它實際用在患者身上所得到的效果也不錯。

《在干擾素治療中備受期待的新藥》

可望對日本眾多難以治療的1b型也能產生療效的新藥

利巴韋林

可與干擾素並用的口服抗病毒藥劑

組合干擾素（CIFN）

控制干擾素基因所合成的新藥

長效型干擾素（PEG-IFN）

具有可長時間停留在血液當中的特性，約一週投藥一次就能得到效果

《干擾素單獨療法及干擾素•利巴韋林合併療法的副作用》

(%)	白血球減少	顆粒球減少	血小板減少	貧血	發燒	全身倦怠感	頭痛	食慾不振	關節痛	掉髮	失眠
單獨療法	67.1	67.8	77.6	2.6	94.1	87.5	69.1	65.8	57.9	38.8	38.8
合併療法	86.7	72.1	67.9	67.2	96.2	83.0	73.0	70.1	62.0	49.8	43.2

熊田博光：第38屆日本肝臟學會總會 2002

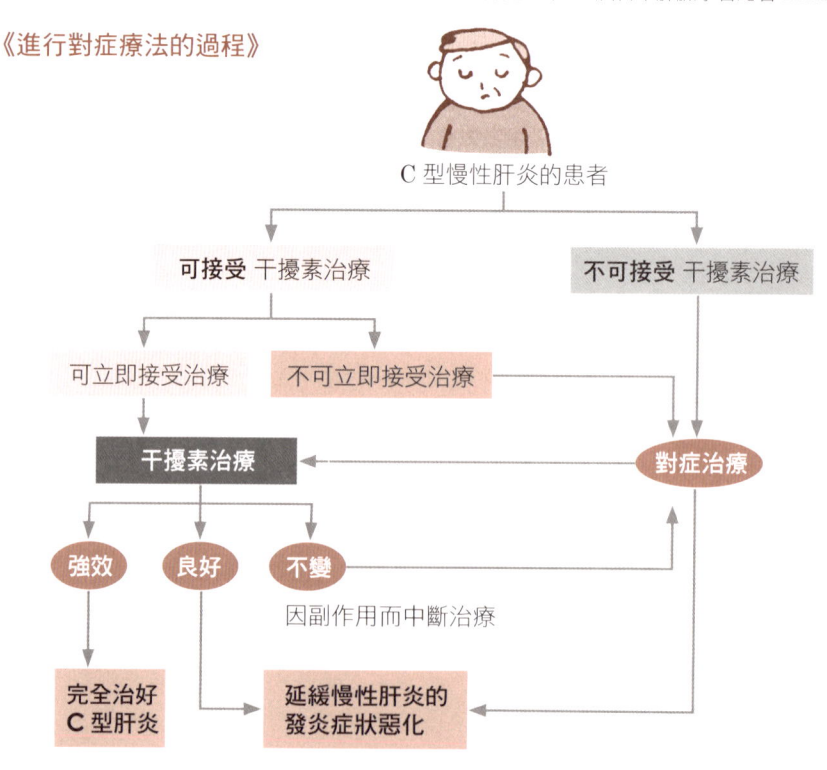

《進行對症療法的過程》

C型慢性肝炎的患者

可接受 干擾素治療　　　不可接受 干擾素治療

可立即接受治療　　不可立即接受治療

干擾素治療　←　對症治療

強效　良好　不變

因副作用而中斷治療

完全治好C型肝炎　　延緩慢性肝炎的發炎症狀惡化

對症療法
- 藥物療法：肝臟疾病用藥（抗膽石藥、新明發健注射液等）、中藥（小柴胡湯等）
- 除鐵療法：放血、限制飲食中的鐵攝取量等

第 4 話

猛爆性肝炎

被急速破壞的肝細胞，利用集中治療促進細胞再生

在急性肝炎中攸關性命者

在急性肝炎當中，有一種是肝細胞在短時間內迅速且大面積地被破壞，肝功能明顯下降並出現生命危險，這就是猛爆性肝炎。原本肝臟的再生能力極強，但是肝細胞如果大範圍地遭受急速破壞，在來不及再生的情況下就會陷入肝功能受損的狀態。像這種時候，必須盡快接受集中性治療以挽救生命。

肝炎病毒為主要原因，可分為急性型和亞急性型

因肝炎病毒所導致約佔9成，其中又以B型或A型病毒為大部分的主要原因，C型只是其中的少數。此外，由藥物所導致的案例也曾發生過，例如中國製的減肥食品造成消費者出現猛爆性肝炎的事件，相信大家都還記憶猶新。

此外依據猛爆性肝炎出現的症狀不同，可分為急性型和亞急性型兩種。

所謂的急性型，發病後會立即出現意識不清的現象，並且在10天之內陷入肝性昏睡的狀態。

《急性型與亞急性型》

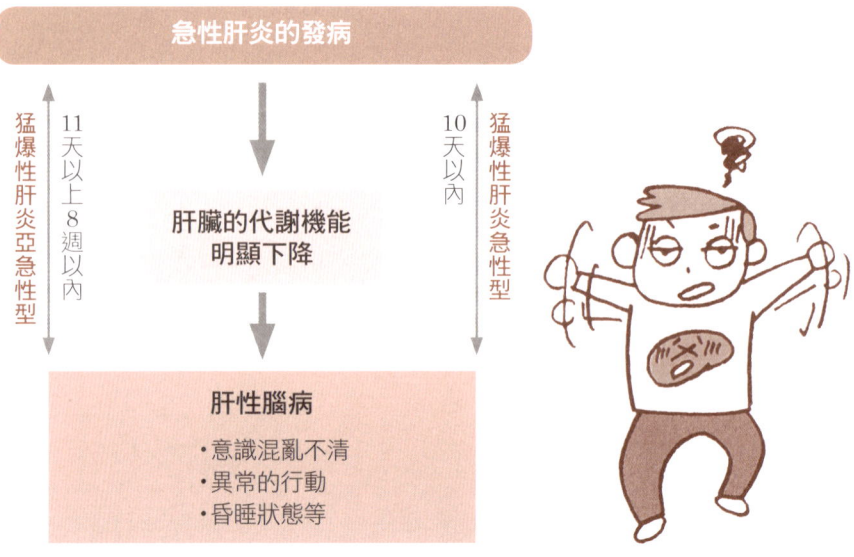

```
         急性肝炎的發病
    ↕            ↕
猛  11           10  猛
爆  天           天  爆
性  以           以  性
肝  上           內  肝
炎  8               炎
亞  週               急
急  以               性
性  內               型
型
         ↓
    肝臟的代謝機能
      明顯下降
         ↓
         肝性腦病
      ・意識混亂不清
      ・異常的行動
      ・昏睡狀態等
```

在急性型當中，意識上的障礙幾乎都會跟其他症狀同時出現。而另一方面，亞急性型在出現意識上的障礙時，並不會顯示出其他明顯的症狀，這就是用來做為判斷的依據。

從肝功能下降的一般症狀演變成意識方面的障礙

一開始會出現發燒、慵懶、食慾不振、黃疸等和急性肝炎相同的症狀，不過之後會繼續惡化，最後從肝性腦病開始出現意識方面的障礙。

這是由於猛爆性肝炎引發肝功能受損所導致，無法解毒而累積在體內的氨等物質，會對腦部的中樞神經帶來損害。

在意識障礙方面的症狀，從情緒不穩定、無法說出話語等輕微症狀開始，到無法辨識時間或地點、如鳥類振翅般雙手不斷地抖動，以及最後陷入持續昏睡般的肝性昏睡狀態。

一旦出現急性肝功能受損，就會併發無法止血的現象，並且容易發生肺炎或腎臟功能壞損

亞急性型則是在11天之後才會發生的類型。不論哪一型都是治療困難，不過亞急性症狀極度惡化的病例非常多。

透過血液、影像檢查來診斷，在全身監視的情況下接受治療

一旦發現病患從急性肝炎轉為猛爆性肝炎，就必須利用驗血或影像檢查來花時間觀察病情演變的過程。

在血液檢查當中，會觀察血液凝固所花的時間，並以凝血素降低到什麼程度來當成診斷的標準。根據所測得的指數，就能推斷肝功能的損壞程度。

而在影像檢查方面，有腹部超音波、CT電腦斷層掃瞄等，可直接觀察肝炎的形狀變化。

罹患急性肝炎的肝臟會變得肥大，但是猛爆性肝炎會導致肝細胞壞死，所以肝臟反而會萎縮，

這些都可藉由影像來做判斷。

如果檢查後確定是猛爆性肝炎，就必須開始在全身監視的情況下進行集中治療。基本的治療，是以人工的方式來補救極度受損的肝臟機能，並預防氨等有害物質滯留在體內。為此必須藉由人工透析的模式來去除有害物質，同時利用血漿交換的方法由體外補充新鮮的血漿成

《肝性腦病的意識障礙》

・意識混亂或錯亂
・異常的行動
・總是昏昏沈沈

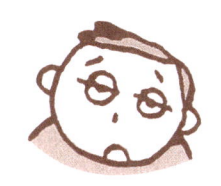

・情緒無法穩定
・很難説出話語

↓

・時間
・地點 ┐無法辨識
・雙手不斷地抖動
・肝性昏睡

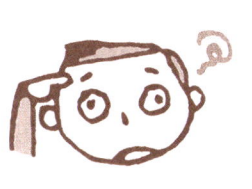

分，為患者增加血液凝固因子或蛋白質等，以促進肝臟的再生。

合併使用的藥物還有副腎皮質荷爾蒙或抗病毒藥劑等，可壓制肝臟的發炎現象，以及使用讓血液容易凝固的藥物療法等，可針對併發症來進行藥物的治療。

如果用盡各種方法仍然無法有效改善肝功能受損的現象，最後還有肝臟移植的終極手段。不過目前由於日本尚未通過腦死肝臟移植的法律，因此大部分都是由親人來提供活體肝臟進行移植的手術。

PART 3

生活習慣所導致的
肝病及肝癌

第 1 話

脂肪肝

典型的文明病，可視為重大疾病的前兆

肝細胞內囤積脂肪時，若放任不管將可能導致併發症

在健康檢查的腹部超音波項目裡，有越來越多人被檢查出患有脂肪肝。然而在這些人當中，有很多是完全不喝酒，甚至連外表都是屬於纖細的體型。因此，所謂的脂肪肝其實跟皮下脂肪的多寡無關，而是指脂肪囤積在肝細胞內的狀態，也就是肝臟如同用來製作鵝肝醬的鵝肝一般，所以無法光憑外在的身形來做判斷。

過去大家對脂肪肝的認識，都覺得這並不是什麼嚴重的大病，不過在持續追蹤後，卻發現有脂肪肝的人併發狹心症或心肌梗塞等心臟疾病的機率，遠超過沒有脂肪肝的人兩倍以上，從此確定脂肪肝是導致罹患文明病的原因之一。

然而跟病毒性肝炎不同的是，只要改變生活中的飲食或運動習慣，病情即可獲得改善。

和酒精或脂肪相較起來，糖分攝取過度才是最大原因

健康肝臟的中性脂肪含量約為3～5％，可是一旦罹患脂肪肝，中性脂肪則會變成30％以上。

其主要的原因，是長期的運動不足或不均衡

60

《脂肪肝的主要原因》

1 卡路里攝取過度、肥胖 ▶ 卡路里攝取過度而造成脂肪酸增加,並且被大量轉換成中性脂肪

2 大量飲酒 ▶ 肝臟忙著分解酒精成分,結果變成無法處理中性脂肪

3 糖尿病 ▶ 胰島素不足而導致全身的代謝變差,甚至造成肥胖的現象

4 脂肪的代謝異常 ▶ 脂肪酸增加,中性脂肪變多

5 營養不均衡 ▶ 醣類(尤其是果糖、蔗糖)的單方面攝取過量,而且缺乏蛋白質或維他命等

的飲食所造成。尤其是糖分攝取過度肯定會讓肝臟內的中性脂肪增加。最近不只是中年婦女,連年輕女性當中也陸續出現脂肪肝的病例,應該就是糖分攝取過度所導致。

光從脂肪肝這個名稱或鵝肝狀態的肝臟來看,或許大家會認為起因在於脂肪攝取過量,但事實上吃太多果糖或蔗糖也是問題之一。飲食中所攝取的糖分會分解成葡萄糖,然後從小腸吸收後送往肝臟。其中一部分會成為肝臟所需的熱量而被消耗掉,其餘則轉換成糖原或中性脂肪並儲存在肝臟內。當身體需要能量時,就從這些儲存的物質中釋放出身體所需的份量並送進血液裡。

如果攝取的熱量跟消耗的熱量取得平衡倒沒什麼問題,可是在攝取熱量過多的情況下,送往肝臟的葡萄糖或脂肪所分解出來的脂肪酸就會太多,於是會以中性脂肪的形式儲存在肝臟內。尤其是果糖最容易成為中性脂肪,因此水

果或含有原汁的果汁要特別注意。

飲用過多的酒類飲料也會導致肝臟內的中性脂肪增加。分解酒精時，糖很容易被合成變為中性脂肪，而且更糟的是不容易從肝臟排出去。

過去一提到脂肪肝，大家會立即聯想到大量飲酒的男性，也是因為這個理由。但是最近不喝酒的人或女性罹患脂肪肝的人數也逐漸增加，所以喝酒而導致的脂肪肝，現在又被稱為酒精性脂肪肝來加以區別。

肥胖或糖尿病所引發的脂肪肝，最近的熱門話題NASH

糖尿病患者體內可降低血糖值的胰島素分泌不足，而肥胖的人胰島素原本就無法發揮正常的作用，這些都被稱為胰島素抵抗效應。

身體一旦出現這種情況，肝臟內的脂肪酸燃燒就會變差，於是中性脂肪變得容易累積。當肝臟內的脂肪酸不斷增加所合成的中性脂肪也

就越多，最後便容易形成脂肪肝的現象。

另一方面，近年來由非酒精性原因所引發的脂肪肝病例中，由於肝臟持續發炎而導致纖維化，最後甚至演變成肝硬化或肝癌等，這種非酒精性脂肪性肝炎的存在也成為大眾的焦點，並且從英文的病名縮寫被簡稱為NASH。

當然不是所有罹患脂肪肝的人都會如此，只有在活性氧造成氧化反應激時才會出現。因此肥胖或糖尿病患者容易併發此病症，即使沒有飲酒的習慣，肝臟組織也會出現跟酒精性肝功能障礙一樣的壞損結果。

可想而知，因為喝酒導致脂肪肝的人，如果不戒酒的話一定會比罹患NASH的人更早出現肝硬化的現象。像這樣的病症開始被稱為ASH。罹患NASH的基本起因是脂肪肝，所以首先必須對脂肪肝有自我警覺，並且想辦法治好。萬一被診斷出NASH，只要了解這是跟活性氧有關，就會知道自己要多吃含有抗

62

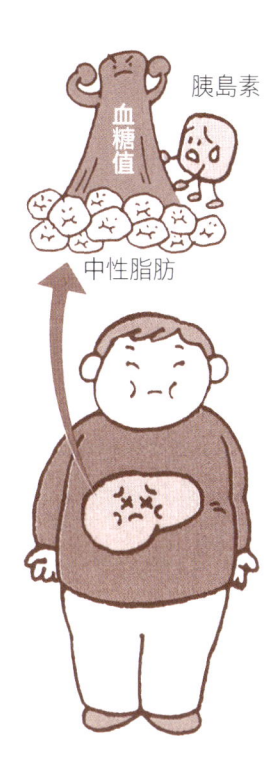

PART 3 生活習慣所導致的肝病及肝癌

氧化物質的食物或營養食品，像是維他命C、β－胡蘿蔔素（蘿蔔等）、番茄紅素（番茄等）、多酚之類都是值得推薦的營養素。而其中最大的前提，還是要先減肥或是把糖尿病治癒。

檢查與診斷──
血液檢查與腹部超音波檢查

在脂肪肝的檢查項目中，會進行血液檢查和腹部的超音波檢查。

血液檢查當中，是檢測GOT、GPT的上升情況。非酒精性的脂肪肝患者，GPT指數會比GOT高。相反的，因為酒精所導致的脂

肪肝患者，則容易出現GOT指數比較高的情況。而在其他的項目中，例如中性脂肪、總膽固醇、γ－GTP、膽素脂酶等如果指數偏高，也有可能是脂肪肝的徵兆。另外，顯示好膽固醇的HDL亦會出現下降的現象。

還有在腹部的超音波檢查中，若確認照到肝臟表面有白光等脂肪肝特有的畫面，也會被診斷為罹患脂肪肝。

至於NASH的診斷，雖然在某種程度上可透過纖維化標記等血液檢查來確認，不過目前主要還是必須依賴肝臟切片來檢查。

症狀與病情的演變──
幾乎沒有自覺性症狀

罹患脂肪肝的過程中，因為肝細胞不會出現發炎現象，所以並不會有發燒、黃疸、食慾不振等症狀。雖然少數人可能會感到疲倦或腹部鼓脹等，不過絕大多數的人並不會產生任何自

63

覺性症狀。

改善生活方式是治療的最大前提

脂肪肝，大家都知道這是一種代表性的文明病。而且糖尿病、肥胖、膽固醇或中性脂肪較高的高脂血症等患者通常會同時併發脂肪肝，這也是不爭的事實。即使是還沒發現併發脂肪肝的患者，繼續放任下去的話，最後罹患這種文明病的機率也非常高。

首先治療的第一步就是改善生活習慣。在避免暴飲暴食的同時，如果有過胖的情況則必須配合節食來減少體重，並且養成運動的習慣以燃燒堆積在肝臟內的脂肪。

為了燃燒體內的脂肪，持續20分鐘以上的有氧運動最有效，所以每天走路或慢跑30分鐘左右是不錯的選擇。如果能每天快走7千到1萬步的話，將可獲得極大的效果。

罹患脂肪肝時，大部分患者只要稍微控制體重就能得到改善，因為激烈的減肥方式容易出現復胖的情況，所以最好是飲食控制跟運動療法同時進行，在不勉強的狀況下慢慢降低體重。建議大約一個月減少0.5公斤左右，並如此長時間地堅持下去。

脂肪肝本身並不是什麼致命的嚴重疾病，只要努力改變生活方式大約三個月就能治癒。只是大部分的人對於脂肪肝的認識淺薄，而且長年下來始終持續著脂肪肝的狀態，最後演變成NASH的患者有急速增加的趨勢。

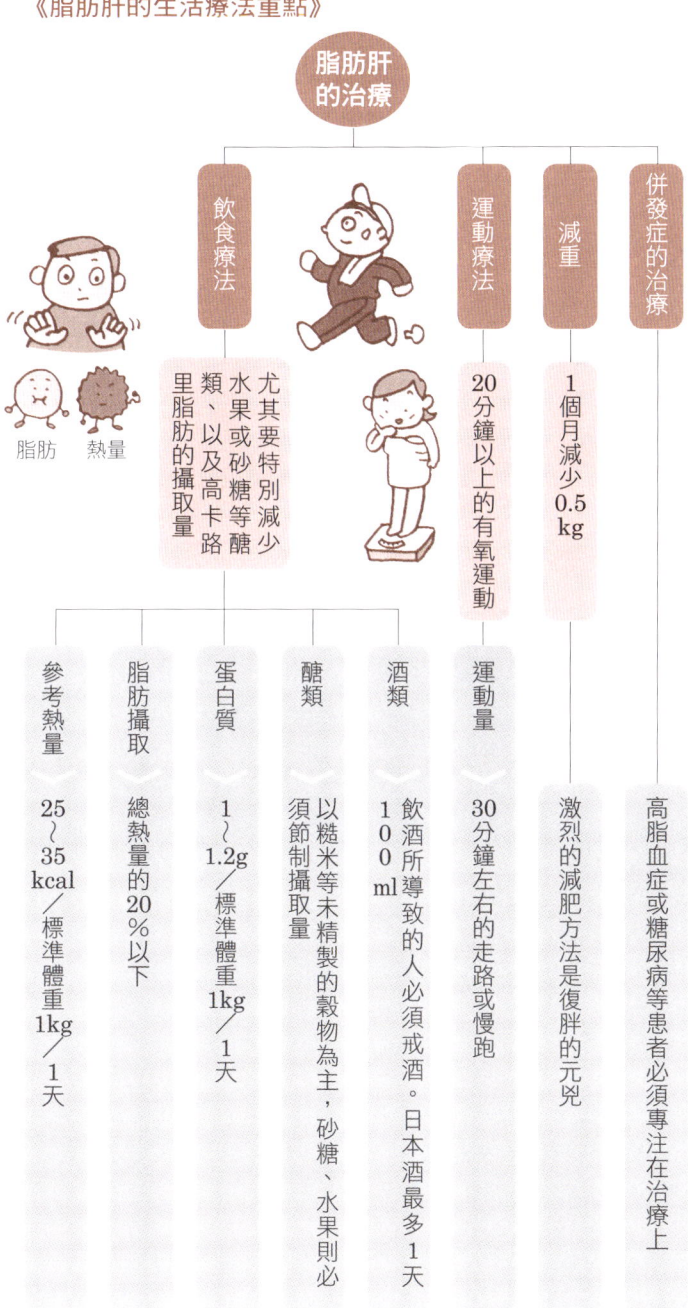

PART 3 生活習慣所導致的肝病及肝癌

《脂肪肝的生活療法重點》

針對無論怎麼努力都沒辦法改善生活習慣的患者，也可直接採取藥物療法來治療。

```
            脂肪肝
            的治療
    ┌─────────┼─────────┬──────┬──────┐
  飲食療法   運動療法  減重   併發症的治療
```

脂肪　熱量

飲食療法：尤其要特別減少水果或砂糖等醣類、以及高卡路里脂肪的攝取量

運動療法：20分鐘以上的有氧運動

減重：1個月減少0.5kg

- 參考熱量：25～35 kcal／標準體重1kg／1天
- 脂肪攝取：總熱量的20％以下
- 蛋白質：1～1.2g／標準體重1kg／1天
- 醣類：以糙米等未精製的穀物為主，砂糖、水果則必須節制攝取量
- 酒類：飲酒所導致的人必須戒酒。日本酒最多1天100ml
- 運動量：30分鐘左右的走路或慢跑
- 激烈的減肥方法是復胖的元兇
- 高脂血症或糖尿病等患者必須專注在治療上

65

第 2 話　酒精性肝功能障礙

隨著飲酒量的增加，有加速嚴重性的傾向

短時間內的少量飲酒，女性比男性更容易患病

過去原本在歐美患病機率較高的酒精性肝功能障礙，隨著近年來酒類消費量的不斷增加，在日本也開始出現攀升的現象。

雖然目前罹患酒精性肝功能障礙的病患青一色以男性居多，然而由於最近女性的飲酒人數越來越多，因此可預測日後女性患者也只會有增無減。跟男性比起來女性的酒精分解能力較弱，即使是少量的飲酒，而且飲酒時間比男性短，也會從酒精性肝炎演變成肝硬化。因此對喜歡喝酒的

《導致肝硬化的飲酒時間和飲酒量》

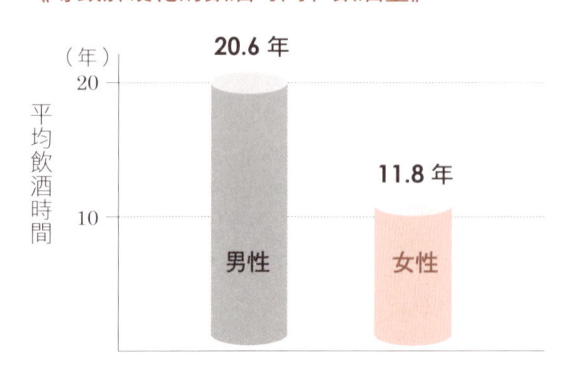

（年）
平均飲酒時間

男性 20.6 年
女性 11.8 年

飲酒量（日本酒）導致肝硬化的準確率

	男性	女性
600ml 以上	65%	100%
600ml 以下	0%	35%

大量飲酒
帶來酒精與乙醛的毒性

所謂的酒精性肝功能障礙，是因為酒精本身再加上乙醛這種具有強烈毒性的酒精代謝物所引發的肝臟功能障礙。當血液中的乙醛含量增加時，就會引發嘔吐、面紅耳赤、以及頭痛等症狀。除此之外，這種乙醛還會對肝功能產生直接的影響。如果長時間持續大量飲酒的話，就會導致肝細胞出現發炎的現象，最後因細胞壞死而形成纖維化。

若每天大量飲用高熱量的酒類，會讓從其他食物所攝取的熱量變得無從消化利用，於是成為脂肪而累積在肝臟當中。再加上肝臟必須每天忙著分解酒精，所以根本無暇顧及脂肪的處理，結果導致脂肪全都堆積在肝臟裡。

這就是酒精性肝功能障礙的第一階段，也就是酒精性脂肪肝。

持續飲酒將從脂肪肝
演變成肝硬化

在酒精性脂肪肝的初期，除了GOT指數升高外，γ-GTP的指數也會增加。如果在此時戒酒一個月左右，肝臟就能恢復健康的狀態。不過在這個階段幾乎也不會出現什麼自覺性症狀，因此持續喝酒的話，結果就會變成酒精性肝炎。於是肝細胞開始因為發炎而壞死，最後導致肝臟出現纖維化的現象。肝臟一旦有纖維化的情況，肝功能就會逐漸下降。如果進入這個階段，有可能出現食慾不振或全身倦怠感的症狀。

即使病情已演變至此，但戒酒的話還是有可能恢復到某一種程度。只是繼續喝酒的話，理所當然就無法避免肝硬化的發生了。

酒精性肝功能障礙的最後一個階段是酒精性

女性來說，這是絕對不能輕忽的疾病。

是酒精性脂肪肝。

《酒精性肝功能障礙的演變過程》

```
大量飲酒
   ↓
酒精性脂肪肝  →  ❌戒酒   經過一個月可讓
                         肝臟恢復正常的
・GOT 指數升高            狀態
・γ-GTP 指數升高
   ↓
酒精性肝炎   →  ❌戒酒   可望讓肝臟恢復
                         到某一種程度
・肝細胞壞死並出現發炎現象
・食慾不振、全身倦怠等症狀
・發燒、黃疸、浮腫、腹痛、腹瀉
   ↓
酒精性肝硬化
・手掌紅斑、蜘蛛狀血管腫、乳房女性化、食道靜脈瘤
```

血液檢查或腹部超音波等的診斷

酒精性肝功能障礙的診斷，首先是在問診過程中確認飲酒量、頻繁度、以及持續喝了幾年等問題。只是在罹患這種疾病的患者當中，也包含了酗酒的人，因此連同家人或身邊親友等一起詢問的話，可增加診斷的正確性。

接著是在血液檢查當中，檢測 GOT、GPT 等項目，還有被稱為宴會指數的 γ-GTP。在罹患酒精性肝功能障礙的情況下，γ-GTP 的指數會顯得非常高。

其他還有腹部超音波檢查，可觀察肝臟內是

肝硬化。長年下來持續大量飲酒的話，肝臟會逐漸出現纖維化的現象，並且因為組織變硬而導致喪失原本的功能。一旦形成肝硬化，就會產生手掌紅斑、蜘蛛狀血管腫、還有乳房女性化等特有的症狀。

68

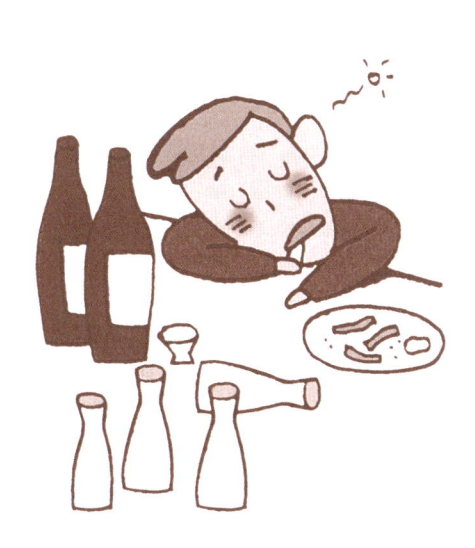

治療的第一件事是戒酒，也可服用抗酒藥

治療的基礎在於戒酒。不論是酒精性脂肪肝、或是剛開始纖維化的早期酒精性肝炎等，只要戒酒就有可能讓肝功能得到改善。

在戒酒的同時，改善營養狀態也是必要的。通常大量飲酒的人，絕大多數都會出現忽略飲食而陷入營養不良的情況中。

雖然罹患脂肪肝時必須限制所攝取的熱量，不過配合病情的演變程度或肝臟的實際狀態來做調整，採取適當的營養療法才是正確的選擇。

因為酗酒而導致肝功能出現障礙的病患當中，有些人是無法單靠自己的意志力來戒酒的。在這種時候，也可搭配抗酒藥來加以治療。

否堆積著脂肪，而CT電腦斷層檢查則是確認肝臟是否出現腫大或變形的情況，如果必要的話也可進行肝臟切片來檢查纖維化的程度。

其他的藥物還有肝庇護劑可幫忙肝臟恢復機能，而維他命E、B、C、K等則可補充肝臟營養不足的情況。

《酒精性肝功能障礙的治療》

1 戒酒

- 治療的基礎。即使開始出現纖維化，也可望能恢復到某一種程度。
- 若患者有酗酒的情況，可搭配使用抗酒藥。

2 飲食・營養療法

酒精性脂肪肝	● 卡路里總攝取量 ▶ 1800kcal／1天 ● 蛋白質 ▶ 80g／1天 ● 高維他命 ● 低脂肪 ▶ 總熱量的 20％以下
酒精性肝炎 （急性期）	● 卡路里總攝取量 ▶ 1500～1800kcal／1天 ● 高蛋白質、低脂肪的飲食 ● 恢復期可增加熱量、脂肪的攝取量
酒精性肝硬化 代償期（→P72）	● 以酒精性肝炎為基準 ● 高蛋白質飲食 ● 限制鹽分攝取量（6g 以下／1天）
失代償期 （出現腹水・浮腫等現象）	● 嚴格限制鹽分攝取量（3～6g 以下／1天）
若出現肝性腦病變	● 低蛋白質飲食 ● 限制鹽分攝取量

3 藥物療法

服用肝庇護劑
維他命 E、B、C、K 錠

PART 3 生活習慣所導致的肝病及肝癌

第 3 話

肝硬化

抑制病情的發展，封閉通往肝癌之路

大部分是由病毒性慢性肝炎所引起

在日本，當患者由C型肝炎演變成肝癌的人數增加之前，大家都認為肝硬化就是肝病的末期終點。

然而現在隨著治療方法的進步，即使已經出現肝硬化，病患也不見得就一定會死亡。的確一旦進入肝硬化的狀態，就不可能再將肝臟完全治好。不過藉由治療讓肝臟恢復到一定的程度，甚至減緩病情惡化並封閉通往肝癌的道路，在目前來說這些都是有可能實現的。

《肝硬化的主要原因是病毒性肝炎》

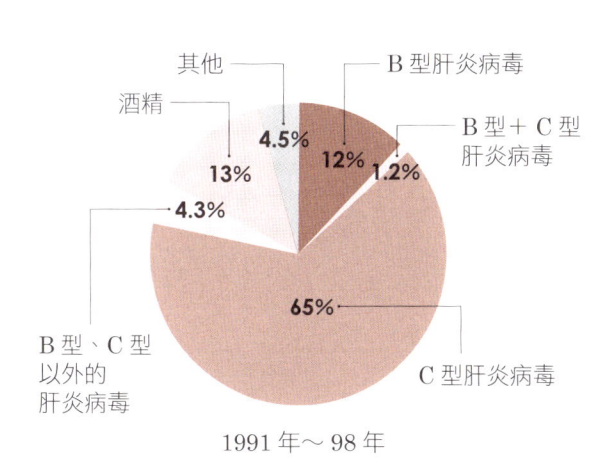

- 其他 4.5%
- 酒精 13%
- B型、C型以外的肝炎病毒 4.3%
- B型肝炎病毒 12%
- B型＋C型肝炎病毒 1.2%
- C型肝炎病毒 65%

1991年～98年

（摘自「肝癌白書」）

71

所謂的肝硬化，就如同字面上的意思，是一種肝臟變硬的疾病。

罹患病毒性肝炎等疾病時，肝臟會因為發炎而出現肝細胞壞死的情況，而肝臟會針對這種現象進行修復的動作。

如果長時間不斷重複這種破壞與修復的循環，肝臟就會因為纖維增生而逐漸變硬。

病情持續惡化的話，肝臟的表面會出現一種所謂的結締組織，並且因為這些瘤狀的結塊不斷增加而開始變形。

另外，肝臟在變硬的同時，還會逐漸地萎縮。一個健康的人通常肝臟的重量是1200g左右，可是罹患肝硬化時重量卻會降低到1000g以下。

像這樣子的病變大部分是在罹患病毒性慢性肝炎後，經過長時間的持續發炎所導致的結果，而其中又以C型肝炎的患者居多。

除了病毒性肝炎外，酒精性肝功能障礙所引發的慢性肝炎，也是常見的原因之一。

依據肝功能的狀態可分為代償期和失代償期

在肝硬化的狀態下，可依肝功能的維持程度來分為兩大類。

首先是肝細胞雖然受到嚴重的破壞，但剩餘的肝細胞仍然維持著某種機能狀態的時期，這被稱為是代償期肝硬化。這個階段跟慢性肝炎相同，幾乎不會出現任何自覺性的症狀。

如果從這個階段持續惡化，肝細胞的破壞不斷擴增，直到剩餘的肝細胞完全無法發揮任何肝臟的機能，此時就會被稱為失代償期肝硬化。

一旦病情惡化至此，肝病特有的各種自覺性症狀都會出現，而且還會開始出現其他危及生命的症狀。

PART 3 生活習慣所導致的肝病及肝癌

《從肝炎轉變成肝硬化的過程》

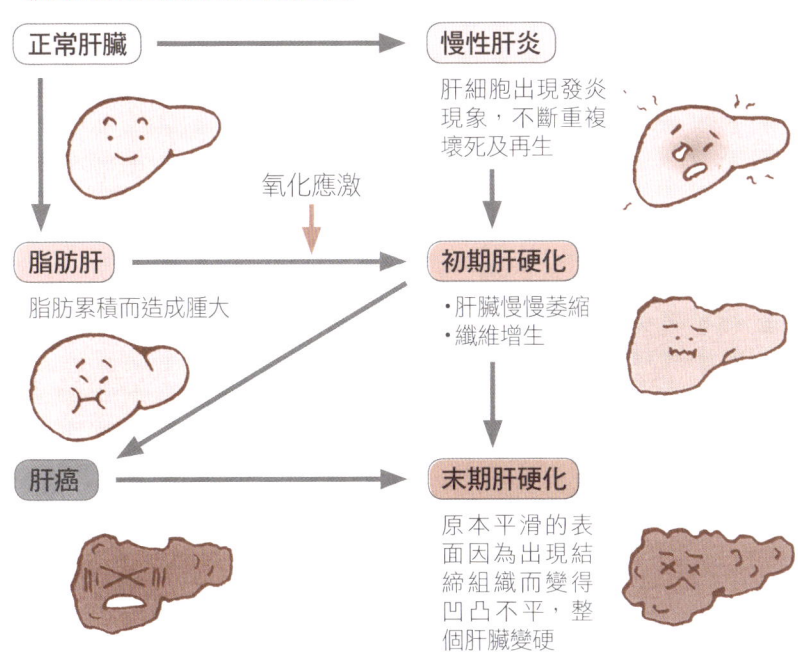

正常肝臟 → 慢性肝炎

慢性肝炎：肝細胞出現發炎現象，不斷重複壞死及再生

氧化應激

脂肪肝：脂肪累積而造成腫大

初期肝硬化：
・肝臟慢慢萎縮
・纖維增生

肝癌 → 末期肝硬化

末期肝硬化：原本平滑的表面因為出現結締組織而變得凹凸不平，整個肝臟變硬

初期無症狀，一旦惡化就會出現特有的症狀

雖然從慢性肝炎轉變到肝硬化需要經過數十年的時間，但不論是 C 型慢性肝炎或酒精性功能障礙等，在惡化成為肝硬化之前都是毫無症狀的。甚至是已經進入肝硬化的病患，就如同前面所描述，在代償期肝硬化的階段也幾乎不會出現任何自覺性的症狀。

不過隨著病情的持續演變，除了全身倦怠感或食慾不振、腹部膨脹感等自覺性症狀外，也會開始出現各種肝硬化特有的現象。

其中最具代表性的症狀，有手掌出現紅色的手掌紅斑，或是胸口、頸部浮現蜘蛛網狀的血管而形成蜘蛛狀血管腫，還有男性的胸部會腫大而造成乳房女性化等現象。所謂的乳房女性化，是指肝功能降低而無法順利分解女性荷爾蒙，結果因為血液中的雌激素濃度過高而引發

73

的症狀。即使是男性也會在體內分泌少量的女性荷爾蒙。

一旦進入失代償期肝硬化的階段，就會開始出現黃疸或浮腫等情況，甚至還有腹水累積造成腹部不適等較嚴重的症狀。當病情進一步惡化時，食道、靜脈瘤出血、以及因為肝性腦病變而造成意識不清等攸關生命的危險症狀也都會顯現。

肝硬化患者必須提高警覺的一般自覺性症狀，有以下幾種：

• **深咖啡色的尿液**

如果排出顏色深如烏龍茶或可樂般的尿液，就有可能是罹患了黃疸。此時請仔細觀察自己的皮膚或眼白的顏色，一旦出現變化請即早接受醫師的診斷。

• **胃或腹部的鼓脹感**

通常罹患肝硬化時，肝臟的右葉會萎縮，而左葉卻會出現肥大的現象。膨脹的左葉會壓迫到胃，所以腹部會出現鼓脹的感覺。此時食慾會變小，即使只吃少量的食物，腹部也會因為鼓脹而感到痛苦不舒服。

• **體重突然增加**

跟飲食的份量無關，當體重突然增加，而且腹部鼓起凸出時，就有可能是因為腹水堆積所導致。跟單純肥胖的人比起來，出現腹水堆積的人不僅上半身纖瘦，皮膚的顏色比較暗沉，同時還會有乾燥粗糙的感覺。

• **下肢浮腫**

雖然健康的人一到傍晚也有可能會出現雙腳浮腫的現象，可是如果睡一覺醒來這種浮腫還沒消失的話，就表示自己要多加注意了。

• **容易出現瘀青**

罹患肝硬化時因為血小板的數量減少，所以會變得容易出血而且又不容易停止。明明沒有發生任何碰撞身上卻出現瘀青，一旦受傷出血便無法順利止血等。

74

PART 3 生活習慣所導致的肝病及肝癌

《惡化中的肝硬化症狀》

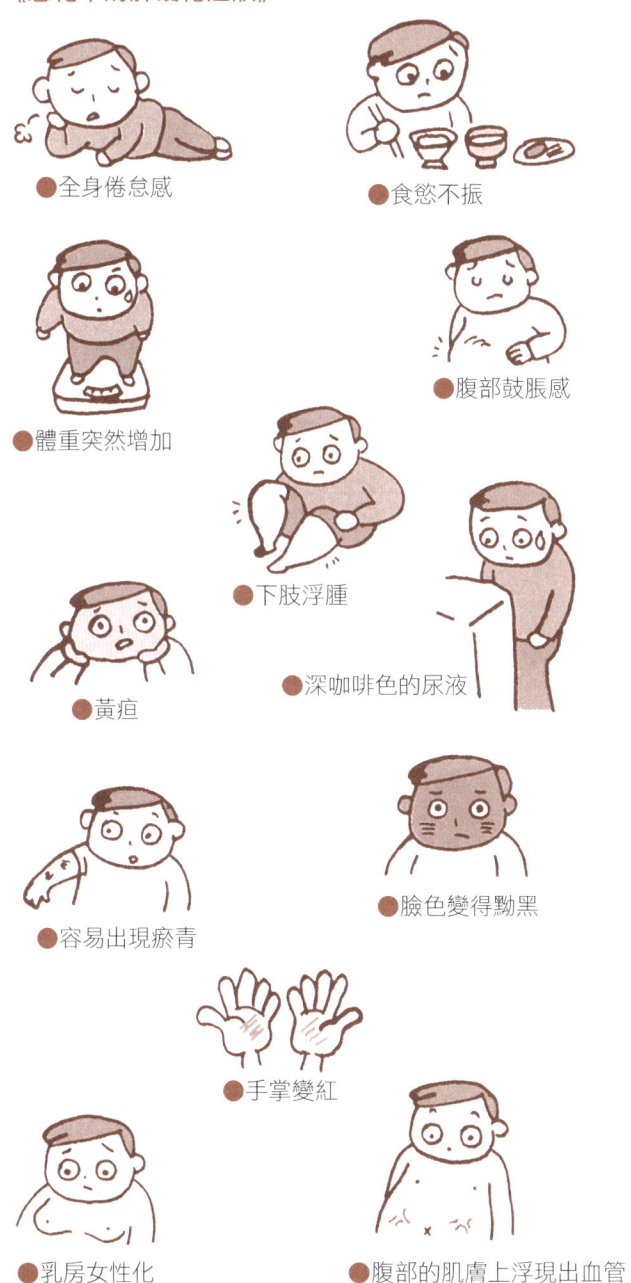

- 全身倦怠感
- 食慾不振
- 體重突然增加
- 腹部鼓脹感
- 下肢浮腫
- 深咖啡色的尿液
- 黃疸
- 容易出現瘀青
- 臉色變得黝黑
- 手掌變紅
- 乳房女性化
- 腹部的肌膚上浮現出血管

• 臉色變得黝黑

病情惡化為肝硬化時，整張臉就會變成深黑色。

• 腹部的肌膚上浮現出血管

肝硬化如果持續演變，肚臍周圍的皮膚內血管會開始擴張，而且靜脈也大面積呈現放射狀浮腫，從肌膚表面就能清楚可見。這是因為肝臟變硬，無法順利通過肝臟的血液必須利用其他靜脈回到心臟所導致的結果。

肝功能檢查及為早期發現癌症的各種檢驗

對肝硬化患者來說，檢查肝功能目前的狀態是一件非常重要的事。因此，在血液檢查當中確認GOT、GPT、膽紅素、γ抗體、白蛋白、總膽固醇等，藉由這些指數來研判肝臟的狀態。

此外，由於罹患肝硬化後會變得容易出血，所以也要檢測血小板或紅血球的數量來確定病患是否有貧血的現象。

肝硬化形成後，肝臟的表面會逐漸變得凹凸不平，而同時出現的萎縮也會導致肝臟變形，所以必須利用腹部超音波或CT電腦斷層掃瞄來進行影像的檢查。在這個檢查當中還可確定是否有腹水積存，以及被稱為側枝循環的血管繞道等狀況都能一目瞭然。

為了更進一步了解肝硬化的詳細情形，可將肝臟的一小部分做切片處理，並且在顯微鏡下直接觀察新鮮的肝臟組織。

治療必須配合肝功能的狀態，以採取生活療法或住院療法

在仍保留部分肝功能的代償期肝硬化階段，治療的基本就是生活療法。以飲食為主要的重心所在，盡量採取減輕肝臟負擔的生活方式。

在肝硬化初期不只是要靜養而已，若能搭配一些輕鬆的運動也完全不會造成問題，而且運動還可幫助延緩肌力的減退。

肌肉具有儲存糖原和促進代謝的功能，其作用就跟肝臟一模一樣，所以避免肌肉量的減少，就等於是在減輕肝臟的負擔。

至於失代償期肝硬化的治療方法，則是必須針對個人的症狀來進行。如果出現食道‧胃靜

PART 3 生活習慣所導致的肝病及肝癌

《從肝硬化演變為食道、胃靜脈瘤》

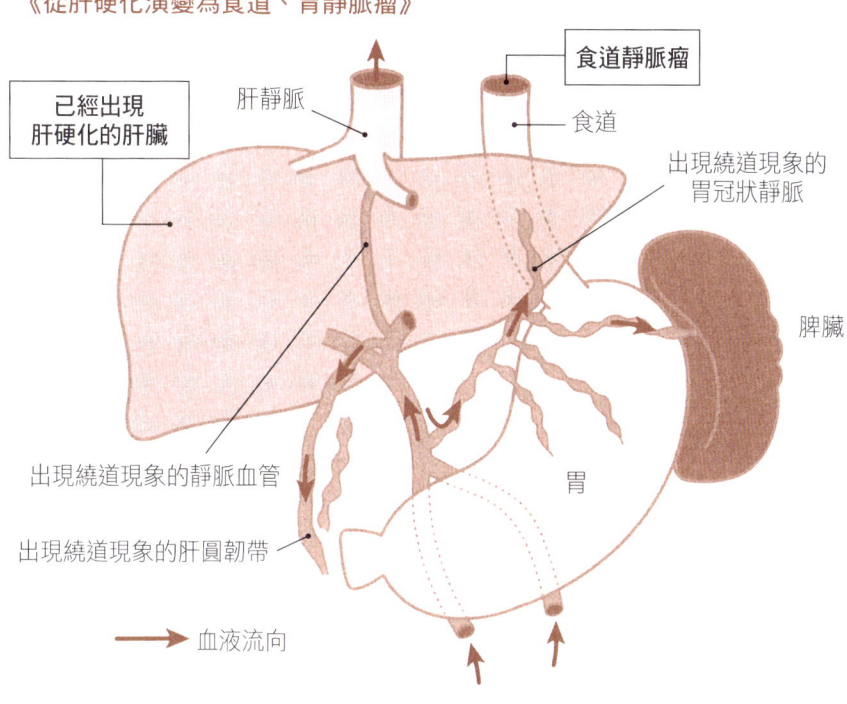

- 已經出現肝硬化的肝臟
- 肝靜脈
- 食道靜脈瘤
- 食道
- 出現繞道現象的胃冠狀靜脈
- 脾臟
- 出現繞道現象的靜脈血管
- 出現繞道現象的肝圓韌帶
- 胃

→ 血液流向

食道、胃靜脈瘤──無處可走的血液會形成靜脈瘤

肝硬化會導致出現食道、胃靜脈瘤,這是因為肝臟僵硬,結果肝臟中的血液循環變差,原本要從門靜脈進入肝臟的血液產生滯留的現象,於是門靜脈內的壓力不斷增加。

這些不能順利往前流通的血液,在無法進入肝臟的情況下會往回流進脾臟,或是為了回到心臟而逆流尋找其他的出路。最後,一些血流量少、又被稱為側枝循環的微細血管,就會被當成繞道用的通路來使用。

不過由於門靜脈內的強大壓力,造成大量的血液湧進這些繞道用的微細血管,結果微細的血管壁因為受到壓迫而出現蛇行膨脹的形狀,

形成靜脈瘤。一旦出現靜脈瘤出血、腹水、或因腦性肝病而導致記憶力喪失等嚴重的症狀,最好還是馬上住院,配合病患的實際狀態來接受治療為佳。

或是擠在一起而形成了所謂的靜脈瘤。

隨著肝硬化的持續進行，靜脈瘤會逐漸變大，並且有可能在某個時機點破裂，最後引發大量出血，可說是一種非常危險的症狀。一旦破裂，大部分的患者都會從口中吐出大量的鮮血。不過有些患者並不會吐血，充滿胃部的血液會進入腸道，最後變成黑色的糞便被排出。不論是吐血或血便，總之只要大量出血，請務必馬上就醫接受立即的緊急處理。

● **早期發現就能接受治療以防止破裂**

為了預防靜脈瘤破裂，一旦罹患肝硬化就必須定期接受食道和胃部的內視鏡檢查，如此一來不僅能早期發現，在面臨破裂威脅的情況下還能接受緊急治療以達到預防的效果。

在預防性的治療當中，有透過內視鏡在瘤的根部套上一條橡皮筋，讓瘤自然壞死的內視鏡結紮手術，以及同樣使用內視鏡來注入硬化劑，讓瘤整個變硬的內視鏡硬化療法等。除此之外，還有針對出現靜脈瘤的食道，來做部分切除的食道斷離手術等。

而在預防破裂方面，可服用治療高血壓的降血壓藥物如乙型阻斷劑等來加以輔助。

一旦形成靜脈瘤，不能只是被動的防止靜脈瘤破裂，而是要依據病況來選擇最適合的治療方法，並且跟主治醫師詳談，確實遵守醫師指示才是最重要的。

● **生活上的注意事項和緊急的應變方法**

如果病患已經面臨破裂的威脅，就必須避免食用會刺激胃或食道黏膜的食物，例如會燙傷

如果出現食道、胃靜脈瘤的話⋯

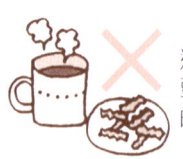

避免食用會燙傷舌頭的熱食或太堅硬的食物

選擇好消化的優質蛋白質或維他命含量較多的食物，並且少量多餐

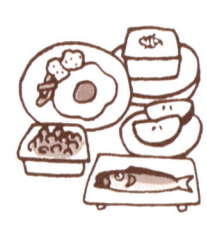

將突發狀況的緊急救護法傳達給家人或身邊的人

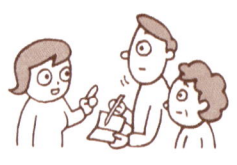

78

舌頭的高溫飲料或堅硬的食物等。另外可多食用優質的蛋白質或維他命含量較多的食物，在一天當中分成數次進行少量多餐的方式，也可以保護肝硬化後的肝臟。

為了以防萬一，可事先將破裂導致大量出血或血便時的緊急應對方法、還有送往哪家醫院進行急救等，在徵詢主治醫師的意見後，主動告訴家人或是身邊的人，這一點是非常重要的。

肝性腦病變──氨對腦部中樞神經所造成的傷害

肝硬化若持續進行，可能會產生忘東忘西等意識上的障礙、或是出現異常的行為舉止等。這是因為肝功能降低後，無法分解氨而失去解毒的作用，血液中高濃度的氨流到大腦並造成中樞神經的障礙，此即為引發肝性腦病變的證據。

在初期的時候，忘東忘西的情況會變嚴重，或是出現搞不清楚時間、地點等喪失記憶的症狀，繼續惡化則會開始產生嗜睡、甚至是失去意識的昏睡狀態。如果是高齡的病患，直接放任不管的話，最後有可能造成無法挽救的老年癡呆症，因此家人或身邊的人除了要隨時注意異常的行動外，定期接受血液檢查以監控血液中的氨濃厚也是必要的。

控制蛋白質的飲食療法並利用藥物降低氨濃度

體內的氨，是腸道在消化蛋白質時所形成的物質，只要攝取大量蛋白質，氨的產生量也會增多。

因此一旦罹患了肝性腦病變，就必須進行蛋白質減少3～4成的飲食療法。為了進一步避免氨滯留在腸道內，多攝取食物纖維也非常有效。此外，還可利用藥物來抑制氨的產生量、或是讓排便更順暢等。

另一方面，無法從食物中充分攝取的蛋白質，則可透過內服或注射支鏈氨基酸的藥劑來達到補充的目的。

第 **4** 話

肝癌

早期慢性肝炎予以適當的治療，就能預防癌症的發生

肝細胞癌佔了肝癌的九成比例

1980年之後，原本罹患C型慢性肝炎的患者在經過肝硬化並轉為肝癌而死亡的人數，有突然大量攀升的趨勢。

肝癌可分為肝細胞癌和肝內膽管癌兩種，而且其中肝細胞癌佔了總數的九成之多。

此外，肝癌還能分為肝臟本身所發生的原發性肝細胞癌、以及從其他器官所發生而後移轉到肝臟的轉移性肝癌等。接下來將針對肝癌本身所發生的原發性肝癌做說明。

《罹患肝癌而死亡的人數不斷增加》

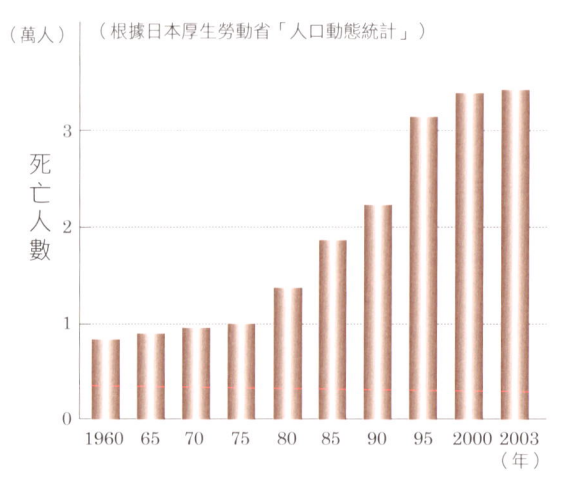

（萬人）（根據日本厚生勞動省「人口動態統計」）

死亡人數

1960 65 70 75 80 85 90 95 2000 2003（年）

男性的肝癌死亡者為女性罹患率的3倍以上。在國際間的統計數據中亦顯示，因肝癌致死的人數非常多。

主要從病毒性慢性肝炎開始引發

罹患肝癌的原因，幾乎都是從B型、C型等病毒所引發的慢性肝炎開始的，其中B型肝癌約為總數的一成多，而C型肝炎則佔了八成以上，其餘則是酒精性肝功能障礙所導致。另外

《罹患肝癌的原因是病毒性肝炎》

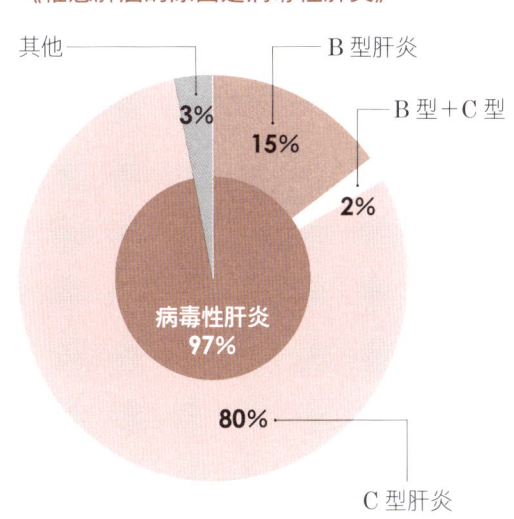

- 其他 3%
- B型肝炎 15%
- B型＋C型 2%
- 病毒性肝炎 97%
- C型肝炎 80%

（根據日本近畿大學消化器官內科所的調查）

還有極少數是由原發性膽汁性肝硬化或自體免疫性肝炎等原因。

感染C型病毒而引發癌症的人數之所以這麼多，是跟肝臟的纖維化有關，這些在前面的C型肝炎單元中已經解釋過，而C型肝炎病毒在呈現陽性反應的情況下，跟沒有感染C型肝炎病毒的人比起來，出現癌症的機率可高達500倍左右。

只是即使罹患病毒性肝炎，要從慢性肝炎經過肝硬化而轉為癌症至少需要30年、40年之久，因此也不是每位患者都有機會轉變成癌症。能在這段期間盡早接受適當的治療，以預防癌症發生才是最重要的關鍵所在。

沒有肝癌特有的症狀

雖然並非限定於肝癌，不過在初期的癌症當中，是不會出現任何自覺性的症狀。尤其是罹

《肝癌的各種檢查項目》

	檢查項目	目的或特徵等
血液檢查	血液檢查	GOT、GTP、白蛋白值、總膽固醇值、血小板數量等肝功能的檢查
	腫瘤標記	甲型胎兒蛋白（AFP）、PIVKAII等
影像診斷	超音波檢（Echo）	最常利用的檢查項目
	CT電腦斷層掃瞄	彌補超音波檢查的不足
	MRI（核磁共振）	觀察腫瘤的性質
血管造影	血管造影	觀察血液的流動或血流的狀態，也有可能同時進行肝動脈栓塞療法

患肝癌的患者，由於慢性肝炎或肝硬化的過程時間極為漫長，而且之後才會轉為癌症，因此要透過自覺性症狀來察覺患病時間是非常困難的，所以這是沒有自覺性的症狀。

透過腫瘤標記等血液檢查或影像檢查來做診斷

在血液檢查中，可檢測GOT、GTP、白蛋白值、總膽固醇值、血小板數量等，同時還能進行肝功能的定期檢查，並且利用甲型胎兒蛋白、PIVKAII等腫瘤標記來確認是否罹患癌症。

當癌細胞還很小的時候，可能無法利用腫瘤標記檢查出來，因此必須同時透過影像檢查來輔助診斷。

針對肝癌的影像檢查，有腹部超音波檢查、CT電腦斷層掃瞄、MRI檢查、肝血管造影檢查等，可依需求來選擇進行。

依據癌症的進行程度和肝功能的狀態來決定治療方針

治療肝癌的方法，必須根據患者的癌症進行程度、以及所剩餘的肝功能狀態來做適當的選擇。

在肝癌的治療方法當中，可大致分為「切除手術」、「局部治療法」以及「肝動脈栓塞術」等三大類。所謂的局部療法，有經皮酒精注射法、微波凝固療法、高頻燒灼術等。

切除手術

進行手術時，會將癌細胞入侵的部分及其周圍直接切除，而除了必須承受割除之外，肝臟本身到底剩下多少功能也會是個問題。身體健康的話，即使切除三分之二也不會出現機能上的障礙，但是經過慢性肝炎或肝硬化的過程後肝臟功能早已受損，即使只是切除一小部分，也有可能導致黃疸或腹水等嚴重的症狀，甚至還有肝臟衰竭的危險性。因此，能夠接受外科

手術的病患，只限於仍保留足夠的肝臟功能、癌細胞的數量很少、癌細胞發生在接近肝臟表面的位置、或是集中在肝臟的某個部位等。

局部治療法

● 經皮酒精注射法

接著為大家介紹局部治療法。首先是經皮酒精注射法，這種方法不僅副作用少、簡單方便，而且不會為患者帶來太大的負擔，還可反覆進行，可說是好處極多，因此被廣泛運用。

過程中一邊透過超音波來確認癌細胞的位置，然後從身體表面將針頭刺入直達肝臟，並且將酒精（ethyl alcohol）直接注射進癌細胞的所在之處。

這是利用酒精凝固蛋白質的作用，來讓癌細胞凝固後自然壞死。不過這種方法的成效，只限於3公分以內的癌細胞組織，而且不能超過3個。因為酒精也會破壞正常的細胞，所以不能大量注射。

● 微波凝固療法

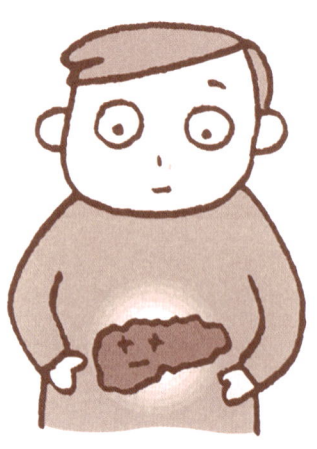

所謂的微波凝固療法，其原理跟微波爐相同，是一種將癌細胞加熱凝固的治療方法。在利用超音波影像確認癌細胞位置的同時，將細長的電磁針從皮膚刺入肝臟的癌組織中，發射微波來燒死癌細胞。由於微波可產生極度高溫，因此燒毀的範圍非常廣，連周圍的正常組織或血管都會遭到破壞。

選擇適合身體的治療方法
與肝癌共存

● 高頻燒灼術

高頻燒灼治療法，是利用高頻來燒死癌細胞的手術方法。跟微波比起來溫度較低，可長時間慢慢燒灼且容易控制，連正常的組織都燒壞的危險性很小，再加上一次的照射燒灼範圍也廣，因此連3～4公分的癌細胞組織都能進行治療。

局部治療法

肝動脈栓塞療法

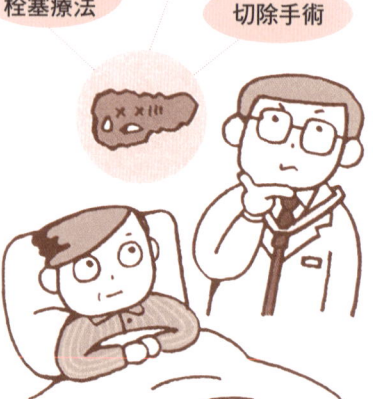

切除手術

依據病情的不同演變所採取的治療方式也不相同

84

《肝癌的治療體系》

肝癌

肝功能的狀態是否良好
肝癌的大小或數量是多少

可切除 → 手術療法（肝臟切除）

不可切除 → 化學療法 放射性療法

經皮酒精注射法

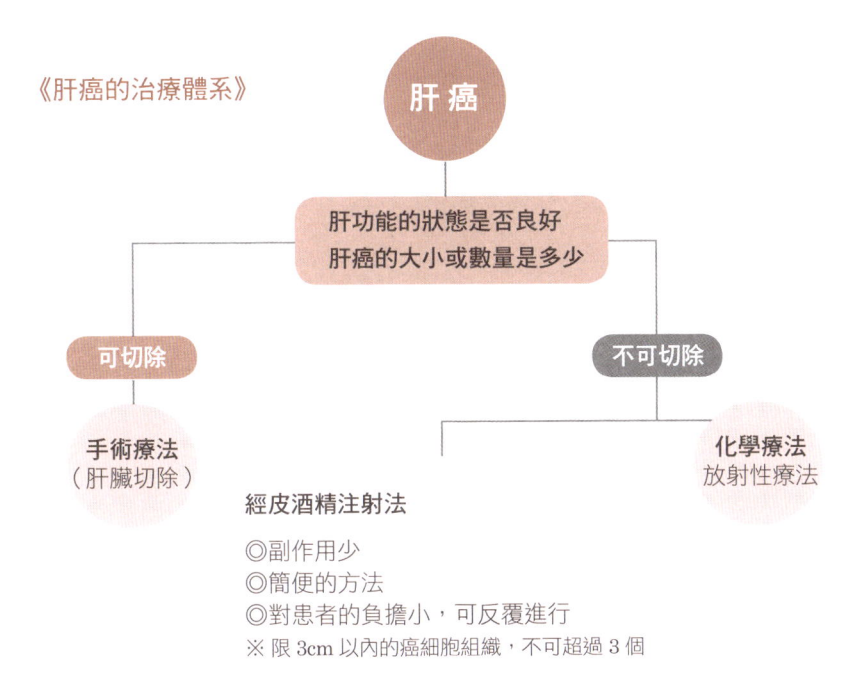

◎副作用少
◎簡便的方法
◎對患者的負擔小，可反覆進行
※ 限 3cm 以內的癌細胞組織，不可超過 3 個

微波凝固療法

◎患者所承受的負擔很小
※ 不可反覆進行

高頻燒灼術

◎跟微波比起來危險性較低
◎可治療 3～4cm 的癌細胞組織

肝動脈栓塞療法

◎大範圍的癌細胞組織也可接受治療
◎可反覆進行
※ 肝功能大幅減退就無法採用此療法

● 肝動脈栓塞療法

　肝動脈栓塞療法，是把將血液送往癌細胞組織的動脈血管堵起來，讓癌細胞因為營養不足而壞死萎縮的治療方法。

　從大腿根部的血管插入導管直到肝動脈為止，注入抗癌藥物讓癌細胞受損後，接著在該處注入栓塞物質以停止血液的流通。除了癌細胞組織之外的肝臟部分，可從通過門靜脈的血液來獲得營養補充，因此不必擔心正常細胞壞死，而且堵在肝動脈的物質會自然溶解，之後血液就能恢復正常的流動，所以不會對身體造成不良的影響。

　即使是大範圍的癌細胞組織也適用，當癌症再度復發時還能反覆進行都是這種治療方法的好處，只是當肝功能明顯下降時就無法採用此療法。

　有許多患者會定期接受這種治療方法，並且與癌症一起共存。

86

PART 4

聪明的
肝病生活法

第 1 話

慢性肝炎的日常生活新常識

肝炎必須靜養是過去完全錯誤的生活常識

靜養並非治療肝病的首要之務

到目前為止,已經介紹了各種肝病及其治療方法。在慢性肝炎中佔了多數比例的C型慢性肝炎,能直接打擊病毒的就只有干擾素治療法。但其中僅3～4成左右會出現療效,其餘的主要治療目的,都是在於延緩從慢性肝炎轉變為肝硬化的過程與時間。

在這種情況下,就會面臨到必須長期和疾病共同生活的局面。當然,徹底實踐生活療法避免肝炎繼續惡化非常重要,不過如何讓生活過得更充實、同時提升滿足感也是不容忽視的問題。

幸運的是,最近對於肝病的病理研究或治療方法等都有所進步,許多原本被認為是慢性肝炎患者不可從事的行為,也都逐漸獲得釐清及修正。其中最具代表性的一個,就是「罹患肝炎後必須靜養才行」的錯誤觀念。

在過去,大家都深信靜養有助於肝臟的恢復。尤其是飯後因為肝臟必須頻繁地運作,所以大部分的患者都曾被指示必須橫躺30～60分鐘來充分休息。

這是因為肝臟內的血液流量,橫躺時約比站

PART 4 聰明的肝病生活法

《不同症狀的慢性肝炎病患生活重點》

所有慢性肝炎患者的注意事項
- 保持樂觀的心情，今天的壓力、疲勞絕不帶到明天
- 從事戶外活動時，必須確實做好防曬的工作

肝炎的程度	整體生活	工作	飲食	運動等
輕度	● 生活上幾乎沒有什麼特別的限制 ● 半夜12點之前就寢，調整生活的步調	● 做好心理準備，將過去的工作份量及相關的應酬次數減少一成左右	● 應避免暴飲暴食 ● C型肝炎患者必須限制鐵的攝取量	● 無特別限制
中度	● 取得家人或身邊人的完全諒解，一旦感覺疲勞就馬上讓身體休息	● 有減少兩成左右的心理準備 ● 為了治療而必須休假時也不要因此感到焦慮	● 跟輕度相同	● 無特別限制
重度肝炎	● 基本上，生活模式跟中度相同	● 有減少三成左右的心理準備	● 跟輕度相同	● 絕不運動過度，不累積疲勞的程度
肝硬化	● 基本上，生活模式跟中度相同	● 有減少四成左右的心理準備	● 高蛋白質、高卡路里的飲食 ● 禁酒	

立狀態多了2～3成，不僅能為肝臟帶來充足的氧及營養素、促進肝臟的修復，同時還可讓食物的消化或營養的吸收更加完善。

不過根據最近的研究顯示，即使不刻意躺著休息，只要飯後不進行激烈的運動，流向肝臟的血液就不會減少。總之是否平躺靜養，並不會對肝臟的修復或消化、吸收能力等帶來多大的影響。

相反的，光是躺著完全不活動身體的病患，最後併發脂肪肝的案例不斷增加也是無可否認的事實。

在生活上並沒有特別的限制，只要記得當自己感到疲倦時要立即休息絕不遲疑，這樣就夠了。但是隨著慢性肝炎的病情演變，工作的模式或運動等相關事項，還是必須依據實際的需求隨時做調整，關於這一點請務必詳實地做確認。

採取不會大量產生活性氧的生活方式

在考量生活療法時有一個極為關鍵的重點，那就是會讓肝細胞受到損傷的活性氧。

越是深入研究各種不同的病患，就越能證明活性氧所帶來的深刻影響。肝臟是最怕活性氧的一個體內器官。如果脂肪肝內經常出現活性氧，就會開始出現纖維化的現象。這就是非酒精性脂肪性肝炎，即為俗稱的NASH（參見第62頁）。

活性氧比較麻煩之處，在於生物利用氧來讓食物轉換成熱量時，無論如何都沒辦法避免活性氧的產生。據說透過呼吸進入體內的氧氣約有2％會變成活性氧，而且成人在一年當中更可製造出2kg左右。

大家或許會感到意外，事實上活性氧對人體來說，是一種不可或缺的物質。活性氧可殺死進入體內的細菌等外敵，還能幫助酵素產生作用，甚至還要負責擔任細胞內傳遞訊息的重要角色。

90

只是當體內的活性氧數量超過身體所需時，就會成為問題的來源。會大量出現活性氧的原因其實非常多，光從我們的日常生活來看，就有以下幾種情況：

① 精神上、肉體上的壓力
② 長時間曝曬在紫外線當中
③ 食用含鐵較多的食物（尤其是C型慢性肝炎的患者）
④ 抽煙

關於③，在PART6的C型肝炎限鐵飲食（參見第175頁）當中會有詳細的解說。

另一方面，人體具有讓活性氧自動消失的機制，也就是擁有避免細胞氧化的能力。而能夠產生這種作用的物質，正如同字面所示被稱為是抗氧化物質，其中具代表性的有超氧物歧化酶（SOD）等，總是不斷地與活性氧對抗。不過當體內產生大量的活性氧時，這種抗氧化物質就會顯得不足，因此能抑制活性氧產

生的抗氧化物質，才會變得越來越受到重視。例如維他命C、紅蘿蔔所含的β胡蘿蔔素、番茄中富含的番茄紅素、以及綠茶當中的兒茶素等，只要平時稍微注意一下就能輕鬆攝取。

近年來，一種名為CoQ10「輔酶Q10」的輔酵素可說是備受矚目。這種輔酵素具有超強的抗氧化能力，而且已經被證實可產生保護肝臟的作用。

另外，還有一種從法國海岸的松樹皮所萃取出來的Flavangenol成分，也具有強大的抗氧化作用，同時更可望能帶來改善肝功能的效果。

雖然我們對於抗氧化物質的關注越來越高，不過另一方面在針對肝功能的部分，希望大家都能慎選真正具有醫學根據的種類來使用。

培養不會輸給壓力的人生觀

壓力一詞原本是機械工程學當中所使用的一

個術語，意思是指例如橡皮球受到壓迫、或是彈簧被拉長時所產生的變形狀態。

目前已知壓力會為肝臟帶來極為嚴重的不良影響，因為壓力會導致腎上腺素分泌出腎上腺素。所謂的腎上腺素，具有活化體內各組織細胞或血液當中的白血球、血小板的作用。其影響所致，體內就會產生活性氧，而這種活性氧會增加白血球的黏著力或血小板的凝結能力。

於是，肝臟竇狀隙（參見第17頁）這種肝臟內部的毛細血管就會變得血流不順暢，結果導致氧或營養素很難被送進肝細胞。而同樣的，二氧化碳或老舊的廢棄物也無法從肝臟內排出，這對肝臟來說當然不是一件好事。更糟的是出現黏著性的白血球所產生的活性氧，將為肝臟帶來更多的損害。

會產生壓力的因素既多且複雜，諸如炎熱、寒冷、噪音、有機溶劑等物理性的、化學性的物質，絕食、飢餓、細菌等生物性的原因，甚至還有人際關係或家庭不和等因素、以及恐懼等社會性、心理上的影響之類。不過在實際與病患接觸後，似乎人際關係是其中最嚴重的壓力來源。

像這種因為壓力所引發的狀態被稱為應激源，而應激源其實也會對人類有所幫助。例如運動選手如果面臨到一定程度的壓力，反而能創作出更好的成績。當人體接收到有益的應激源時，就會提高免疫力，於是在壓力當中所受到的傷害也會相對地減少。此外，在直接面對某種麻煩狀況時，有些人會將之視為自我成長的機會，但某些人卻會自認為是受到打擊而變得一蹶不振。

由此可見，在感受到壓力時不要只是想著如何逃避，而是先去面對與接受，然後再轉換成樂觀積極的思考模式，這樣就能達到戰勝壓力的目的。

這其實也可說是一種保護肝臟的小秘訣吧。

第 2 話 在遵守生理時鐘的原則下進行工作或家事

工作・睡眠

配合肝臟的狀態來調整加班或出差

基本上可如同過去般維持原本的工作或家事,只是在日常生活當中有以下幾個注意事項。

第一點,是不要過度累積疲勞或壓力,而且今天的勞累或情緒壓力絕不延續到明天。如果病患是上班族,由於大部分的作業都必須透過團體合作來完成,所以經常會出現委屈求全的情況。為了避免讓自己因為努力過頭而造成自我壓抑,請參照第89頁的工作參考量來做適當的調整。

在同一個注意事項中,家事就比較能隨自己的意願來做份量上的分配。只是過去可能不會在完成某項工作後,暫時在時間上做一個區隔,而是一整天都在沒注意的情況下忙東忙西不停地動來動去。可以的話最好先取得家人的理解,然後為自己制定一個工作和休息的時間表,並且依照計畫來完成所有的家事。

此外,早晚上下班時間的通勤過程也會對身心帶來一定程度的壓力。好不容易抵達公司卻已經精疲力盡的話,根本不可能有效率地進行任何工作。稍微提早出門搭車,或是避開擁塞路段來縮

短坐車的時間，盡量不要因為通勤而讓自己太勞累，就能保留體力專心地應付工作上的所需。

很多人都有可能被公司派去外地出差，而出差過程中的長時間移動、晚上的應酬、還有必須在不熟悉的環境中住宿等，這些都會帶來相當大的精神壓力。不過從另一個角度來思考，這也是一種從日常的瑣事中得到短暫解脫的機會。

出差時盡量將工作安排在上班時間內完成，晚上則讓自己留在飯店裡輕鬆地看看喜歡的書、或是觀賞影片等。

如果是到國外出差，所面臨的狀況又大不相同。由於每個人實際的移動距離或出差天數都不一樣，所以必須事先詢問主治醫師的意見後再決定。出發前請先調查當地的氣候，以便選擇適當的服裝來搭配。

這裡還有一件非常重要的事，就是到國外出差之前，不要因為準備工作而過度勞累。在疲憊不堪的狀態下前往時差較大的海外，然後又接著完成緊湊的行程，這樣肯定會讓肝功能變得越來越

差。可以的話儘早做好行前準備，並且讓自己在良好的體能狀況中出發前往出差的目的地。

只要避免身心不斷累積疲勞，就能降低肝病持續惡化的機會。例如這週在工作上曾經大量勞動身體，那麼假日就不要外出，而是待在家裡輕鬆一下；如果因為神經緊繃而感覺壓力倍增，則可在週末到戶外散散步、或是稍微運動一下讓心情煥然一新等，請試著讓自己在每一週都能獲得充分而有效的休息。

睡眠以7小時為佳，時間短也必須維持良好的睡眠品質

睡眠可以消除身體及頭腦的疲憊感，若從身心放鬆的角度來看，睡眠對於肝功能的恢復也是非常重要的。在此同時，睡眠過程中所消耗的熱量很少，身體的代謝活動降低，因此可以減輕肝臟的負擔。

最理想的睡眠時間是 7～8 小時。如果真的沒辦法睡這麼久，至少也要讓自己在短暫的時

間內獲得良好的睡眠品質。

人類的身體會遵守固定的生理時鐘，這種節奏一旦被打亂，身體的狀況就會變差。因此，能在固定的時間就寢和起床，才是最好的做法。

因為想在假日好好地休息，於是就讓自己睡到下午才起床，結果身體反而感到更疲憊虛脫，相信這種經驗大家都曾遇過吧。為了避免打亂生理時鐘的節奏，起床時間的差距請勿超過1小時。例如平時7點起床的人，最晚也必須在8點的時候離開被窩。

此外，如果能在半夜12點前上床睡覺，並且在隔天早一點起床，只要自律神經的節奏調整好，就能完全消除身心的疲勞感。尤其是半夜12點到凌晨2點這段時間，在睡眠上又被稱為是黃金時段，因為在這段期間體內所分泌的成長荷爾蒙最多，而這正好有助於疲憊的恢復。

在現代緊張忙碌的社會中，失眠的人有急速增加的趨勢。因為一直睡不著，結果導致壓力更大，於是肝臟便無法得到休息的機會。

在這種情況下不妨主動找醫師商量，來取得適當的安眠藥。一提到安眠藥，部分患者可能會在服用上有所顧慮，可是比起失眠所導致的壓力累積，或許服用安眠藥反而還來得健康一些。只要確實遵守醫師的指示，即使一輩子服用安眠藥也不會對肝臟帶來影響。如果患者真的非常介意，那麼每一年更換一種不同的安眠藥種類即可。

為了讓自己更容易入睡，可在睡前來一杯小小的睡前酒，例如一杯摻水的威士忌、少許的白蘭地、或是一杯紅酒等。酒精可對腦部產生作用，並且抑制覺醒中樞或感情中樞，如此一來對於壓力的感受性也會降低。當然，酒精性肝炎的患者不可飲酒。

請注意，睡前曾服用安眠藥的話就不要再喝酒，否則藥效會因此而增強。

如果整體的睡眠時間不足，也可在白天找機會睡午覺來補眠。即使是在捷運上坐著睡上短短的五分鐘，也能得到不錯的效果。

第 **3** 話

運動・旅行

讓自己擁有完全投入嗜好的放鬆時間

GPT100以下的話任何運動都可以

從一般的參考指數來看，只要GPT在100以下而且呈現穩定的狀態，在運動方面幾乎就沒有什麼限制，任何喜歡的項目都可進行。

可同時兼具維持體力、預防罹患文明病，而且對肝臟有益的運動，就非有氧運動莫屬了。可在慢慢深呼吸的步調中持續進行的運動，有走路、游泳、騎腳踏車等。

這裡雖然把游泳歸為有氧運動，但根據運動方式的不同也有可能會變成無氧運動，因此要請大家特別注意。有氧運動所帶來的負荷，會讓正常的心跳數平均增加10％並維持在該狀態中。相對於這種情況，如果從正常的心跳數增加到30％以上，而且運動過程中呼吸變得急促不規律，這就變成無氧運動。所以即使同樣是游泳，也有可能因為一心想游快而變成無氧運動，慢慢長泳反而保持在有氧運動的狀態中。

像無氧運動這種激烈的運動，會為身體帶來強大的壓力，在此同時血液中也會產生活性氧，由於會造成暫時性的血液循環不良，所以並不值得推薦。

享受運動之樂，也是一種不錯的放鬆方法。若

96

《不同 GOT・GPT 指數的適合運動》

200IU/l 以上　伸展運動等輕柔的體操

100IU/l 以上　走路、平地騎腳踏車、輕鬆的肌力訓練

100IU/l 以下　高爾夫、網球、游泳、慢跑等使用體力並適度流汗的運用都可以

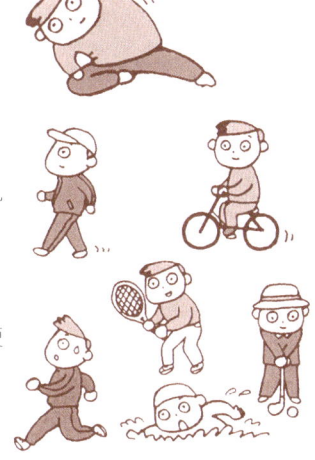

※ 以上建議純為參考用，實際採取的運動項目或激烈程度等，請先跟主治醫師詳談後再做決定。

至於過去完全沒有運動習慣的患者，也沒有必要因為聽說運動好就開始強迫自己運動。其實，只要稍微活動一下身體，就能讓身心都得到舒解，所以散步或簡單的體操都是不錯的生活習慣之一。

不過若是脂肪肝的患者，則請在生活當中積極地安排有氧運動的時間，而且每次都必須持續20分鐘以上。因為剛開始運動的前10分鐘，血液當中的脂肪會被轉換成熱量進而消耗掉，之後才會輪到累積在內臟或皮下的脂肪來轉換成熱量，並進行燃燒消耗的動作。

以走路的方式來進行有氧運動，可採取較大的步伐搭配雙手前後擺動，而速度可比平時走路稍微再快一些。

像這樣的運動如果可以每週進行三次左右，只要持續下去血液循環就會變好，而且肌肉也不會衰萎縮。

當然，打高爾夫球或網球來轉換心情也是不錯的選擇。但是這裡必須特別注意的，是紫外線的防曬工作。這兩種運動都必須長時間待在

可轉換心情的旅遊推薦及旅行時的心理準備

想要轉換心情或為單調的日常生活帶來變化時，旅行就是最好的選擇。

即使罹患慢性肝炎或肝硬化等，只要肝臟是處於穩定的狀態，不論國內旅行或海外旅行都不成問題。

旅行時盡量不要帶太多行李，隨時保持簡便輕鬆為佳。此外也不要安排過於緊湊的行程，以免累積疲勞。

此外，為了因應各種緊急的狀況，請隨身攜帶健保卡，還有寫著平日就醫的醫院電話、主治醫師的名字、服用藥物名稱的備忘錄等。

出國旅行時，比較令人擔心的是時差所造成身體的不適。有一種說法是時差問題，往東方旅行時會比朝西方旅行時更嚴重。所謂的時差問題，是指體內的生理時鐘一時之間無法調整過來而導致紊亂情況，因此讓生理時鐘提前會比延後輕鬆許多。

就像在日常生活中如果把一天的時間往後延2～3小時，也不會攪亂睡眠的節奏，然而一旦縮短卻會感到痛苦一般。

因此為了讓生理時鐘能配合旅行當地的時間，最好從出發前三天開始慢慢調整就寢的時間，這樣多少都能舒緩時差所帶來的問題。

例如要前往東方的國家時，可以每天提早一個小時就寢；而相反的朝西方的國家旅行時，則可每天晚一個小時就寢。

另外，如果能在海外停留超過三天以上的話，據說對於將體內的生理時鐘調整為當地時間也有所幫助。

戶外，而且會直接曝曬在陽光底下。

如果是豔陽高照的日子或紫外線較強的高地，就必須事先塗上可以阻隔紫外線的防曬乳，或是穿著避免肌膚外露的衣服，並戴上邊緣較寬的帽子等。

最後一點，如果運動時太在意勝負或成績，反而會造成壓力，讓特別花時間進行的運動出現反效果。

98

第4話 香煙‧酒類‧藥物…
在自我節制的同時仍可充分享受生活的樂趣

不論是為了自己或為了他人都應該禁煙

香煙當中含有苯芘、萘胺、亞硝基化合物等典型的致癌物質。除此之外，香煙燃燒後所散發的煙含有大量的活性氧，這同樣也是致癌的因子。活性氧會進入人體細胞的細胞核中，形成更強力的活性氧，並且造成遺傳基因的損傷。

另外，尼古丁會導致從腎上腺皮質所分泌的腎上腺素增加，這會讓人處於如同受到強大壓力般的狀態中。因為腎上腺素會對體內各個器官組織的細胞、或是血液當中的白血球、血小板等產生作用，並且帶來活化的效果。於是，白血球會形成活性氧，而血小板也變得容易凝結聚集，結果讓全身的血液呈現出循環不順暢的情況。

再加上尼古丁具有讓血管收縮的作用，因此通往肝臟的血流會變得更遲緩。

事實上在目前已發表的研究中顯示，香煙對肝臟所帶來的不良影響，甚至比酒精還嚴重。例如跟兩杯摻水的威士忌比起來，抽20根香煙對肝臟所造成的負擔更大。

即使是對抽煙抱持著較寬鬆態度的日本，近年來禁煙的場所已經開始急速增加，而抽煙率

也有下降的傾向。不過即便如此,還是有成年男性占49%、女性占10%的抽煙人口。

由此可見,在尼古丁上癮的情況之下,明知抽煙會危害健康,卻依舊有許多人無法順利戒煙。

而且香煙除了會對抽煙者本身有害之外,甚至還會危及周圍不吸煙的人,這些煙所到之處都會造成不良影響和問題。

隨著煙害逐漸被理解,有越來越多的醫療院所開始進行以科學為根據的戒煙指導計畫。為了維持自己的身體健康,同時也為了家人或身邊的親友,您是否也願意來挑戰戒煙呢?

適度控制飲酒量可保護肝臟

想當然爾,對於酒精性肝功能障礙或肝硬化的患者來說,禁酒是保護肝臟的最基本原則。不過罹患C型慢性肝炎的患者,倒是沒必要做到滴酒不沾。只是一旦喝酒過量,就會加速導致活性氧的產生。

以啤酒為例,適量飲用的話可讓紅血球的外膜變得有彈性,於是毛細血管的血流就會更加順暢。如果是一天一罐容量350ml的啤酒,那麼每天持續飲用也沒關係。

喝酒跟肝炎惡化之間的關聯,如果以日本酒來換算,持續每天喝200ml以上的話,據說就會加速肝炎的惡化。

就如同前面所描述一般,偶一為之、少量的睡前酒、或是應酬式的淺嚐即止等,這樣的飲酒程度都不必擔心會導致肝炎惡化,說不定反而還能帶來消除壓力的效果。炎炎夏日中如果只能眼睜睜看著友人開心地大口喝下啤酒,肯定會讓心中充滿緊繃壓力。真的無法忍受的話,一杯中杯啤酒是可容許的範圍。

藥物對肝臟來說是毒物,除非必要盡量不要吃

大部分的藥物都是仰賴肝臟來進行分解、解毒的工作。也就是說，即使對身體來說是有用的藥物，但對肝臟而言卻是異物，只會徒增負擔而已。

當肝功能下降時，分解藥物就必須花上一段時間，因此藥物的成分必然會長時間停留在血液當中，並呈現出高濃度的狀態。於是乎，藥物的效果也會長時間持續作用，而且藥效變得更強。

此外，將好幾種不同的藥物合併使用，亦會造成肝功能受損的情況。

這就是為什麼罹患肝病的人，服用藥物時必須特別注意的原因。關於藥物，請務必遵照主治醫師或藥劑師的指示來服用。事實上在我每天接觸病患的過程中，發現病人忘記吃藥的比例竟然多到嚇人。

只要是醫師處方之外的藥物，不論是市面上的成藥、或是朋友說對肝臟很好而推薦的中藥，甚至是健康食品、民間偏方等，服用前一定要先拿給主治醫師檢查。這些藥物當中很可能出現含有傷肝成分的民間用藥，所以務必帶到醫院諮詢專業人士的意見。

性行為或日常生活中的感染疑慮

罹患病毒性肝炎的情況下，有很多病患會擔心性行為或日常生活中的接觸，會不會造成家人之間的感染。

有可能透過性行為來傳染的是B型和C型。

不過C型肝炎病毒的感染力很弱，夫妻間因為性行為而出現感染的病例，目前可說是幾乎沒有。

至於B型肝炎病毒的情況，過程中使用保險套是預防感染的原則，只要確實遵守就能避免被感染。

另一方面，在一般的日常生活中遭到感染的機會可說是微乎其微，所以用不著過度擔心。如

101

果在不安的情緒當中，還要面對防禦性的特殊待遇，所衍生的壓力將會造成問題，因此家人或身邊的親友也必須具有正確的認識和理解。

關於家庭內的預防工作，只要小心不要碰觸到感染者的血液或體液即可。

罹患B型、C型病毒性肝炎的人，刮鬍刀、指甲刀、牙刷或梳子等都必須準備一把個人專用的，以避免和家人一起共用。

受傷或流鼻血時，自己來處理是基本原則，如果在不得不委託別人處理的情況下，也要提醒對方千萬別碰觸到血液。至於沾到病患血液的東西，必須先加以密封才能丟棄，或是直接燒掉消毀。會重複使用的物品，一定要在水龍頭下仔細清洗乾淨。需要消毒時，使用含氯的消毒藥水即可達到效果。

女性病患在生理期間有幾個注意事項，首先是避免性行為，還有使用過的生理用品要由當事者來負責處理，並且在處理過後確實清潔洗手。

病毒性肝炎的患者在前往牙科接受治療時，有些人會為了是否要確實告知牙醫自己的病情而感到煩惱不已。

這是因為過去大家對於病毒性肝炎的認知不足，或是曾經發生過醫療從業人員不小心被感染的意外等，病患才會擔心牙醫一旦知道自己患有病毒性肝炎，會不會因此而拒絕進行治療，於是導致這種難以啟齒的情況出現。

目前牙科醫師都已經具備相關的醫學常識，所以在初診時就請確實以告。如此一來，醫病雙方都能在輕鬆的狀態下進行牙齒的治療。

除了牙科之外，日後不論到醫院接受哪一科的診斷治療，都請在初診的調查表上詳細寫下自己目前因為肝炎而在哪一家醫院接受治療、正在服用哪些藥物等。這麼做可幫助醫護人員採取嚴密的防範措施，以達到預防感染的目的。此外，也可避免醫師開立重複的藥物。

PART 5

健康的美味食譜

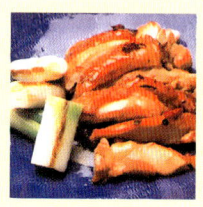

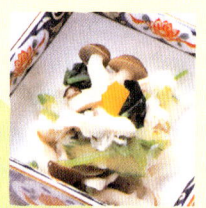

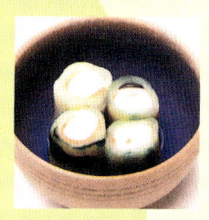

夏季食譜 作法 208～209　一天的示範菜單

首先記住菜色的種類和份量，然後再思考如何搭配及運用。此外，當季的食材營養豐富又美味，配合季節來烹調的料理方法可提供身體所需。

早餐
- 綠花椰沙拉
- 蜂蜜優格
- 咖哩風味雞肉
- 吐司
- 牛奶

午餐
- 炒飯
- 中式豆腐沙拉
- 滷炸茄子＆四季豆
- 冬瓜湯
- 白飯

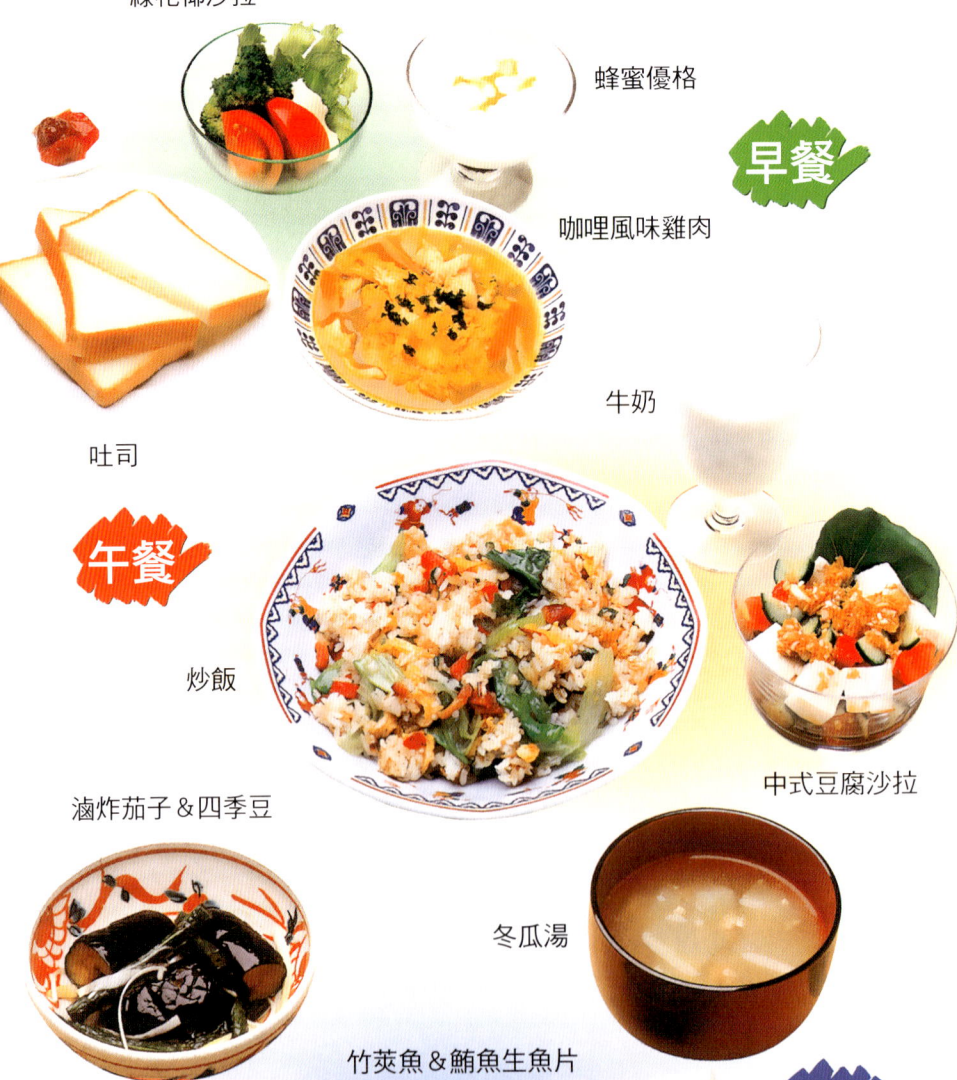

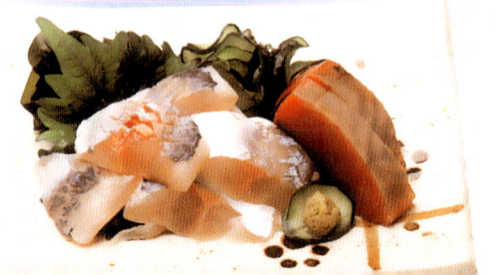

晚餐
- 竹筴魚＆鮪魚生魚片

冬季食譜 作法 210〜211

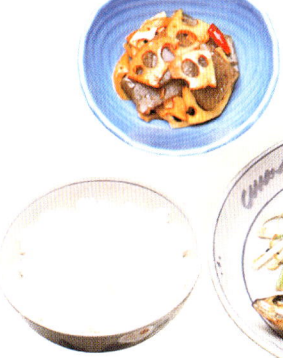

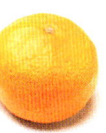

早餐

- 滷炒蓮藕 & 蒟蒻
- 橘子
- 白飯
- 沙丁魚乾佐炒青菜
- 白蘿蔔青蔥味噌湯

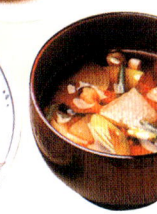

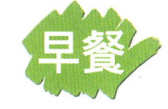

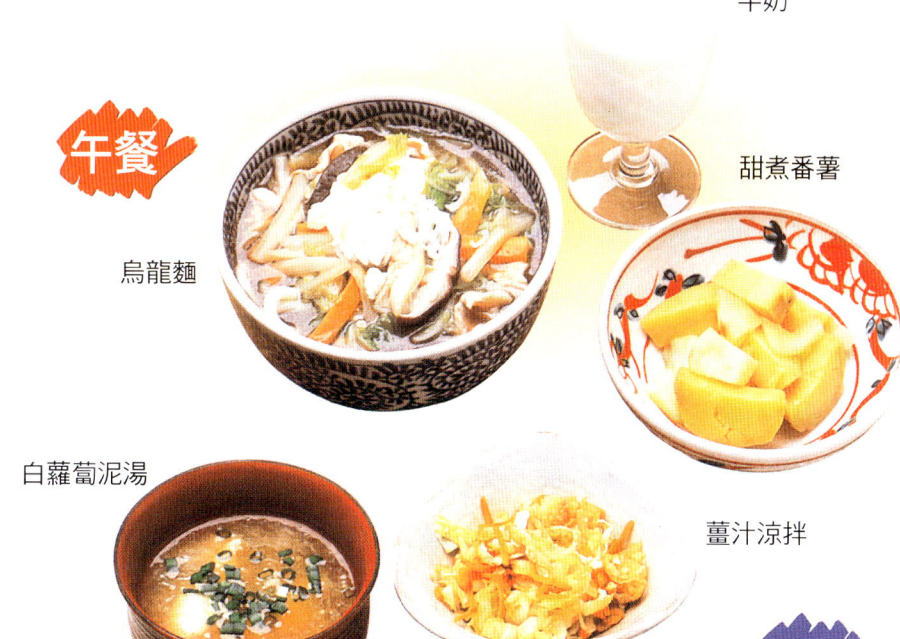

午餐

- 牛奶
- 烏龍麵
- 甜煮番薯

晚餐

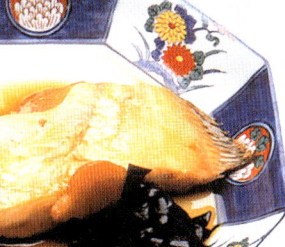

- 白蘿蔔泥湯
- 薑汁涼拌
- 白飯
- 滷鰈魚

五目炒花枝

● 材料 ●

花枝（身體）	1/2 隻
酒	1 小茶匙
薑汁	少許
洋蔥	50 g
紅蘿蔔	15 g
竹筍	20 g
香菇乾	1 朵
豌豆莢	10 g
Ⓐ 油	1/2 大茶匙
酒	1/2 大茶匙
鹽	將近 1/2 小茶匙
砂糖	少許
油	1/2 大茶匙
大蒜	少許
泡香菇乾的水	1 大茶匙
太白粉	1/2 小茶匙

作法

① 在花枝的身體內側表面輕輕地以菜刀直向、橫向斜切出紋路，然後切成 3 cm 寬。浸泡在酒和薑汁中稍微醃一下入味。
② 洋蔥切成瓣狀，而大蒜、竹筍則切成長條狀薄片。香菇乾泡水還原並切絲，再把豌豆莢燙熟。
③ 把 Ⓐ 的調味料混合均勻備用。
④ 在中式炒鍋內熱油炒大蒜爆香，然後依序放入洋蔥、紅蘿蔔、竹筍、香菇快炒。
⑤ 將所有食材翻炒後倒入 ①，接著倒入 ③ 的泡香菇水，放入豌豆莢，最後倒入以水調勻的太白粉勾芡。

烹調小建議

● 花枝炒太久會變硬，所以等其他食材先炒過，最後再放入一起快炒。花枝含有許多牛磺酸，可幫助消除疲勞。

青海苔芋頭

● 材料 ●

芋頭	80 g
高湯	1/2 杯
酒	1 小茶匙
味醂	1 小茶匙
醬油	2/3 小茶匙
青海苔	適量

作法

① 芋頭燙熟去除表面的黏滑。
② 把①倒入高湯中點火加熱，倒入酒、味醂、醬油後煮到芋頭變軟為止。
③ 瀝掉高湯，在芋頭上灑青海苔即可。

烹調小建議

● 日本里芋是所有薯芋類中卡路里最低的。
● 利用美味的高湯來熬煮，即使不特別調味也很好吃。
● 食用前再灑上青海苔，就可避免海苔失去風味口感。
● 芋頭表面的黏滑不特別去除也沒關係。

烤香菇佐白蘿蔔泥

● 材料 ●

新鮮香菇	2 朵
小黃瓜	20 g
白蘿蔔泥	49 g
醬油	適量

作法

① 去除香菇菌柄最下方的部分，烤熟後切成細絲狀。
② 把小黃瓜切成小塊狀。
③ 將 ①、② 和白蘿蔔泥混合均勻，最後淋上醬油。

主菜

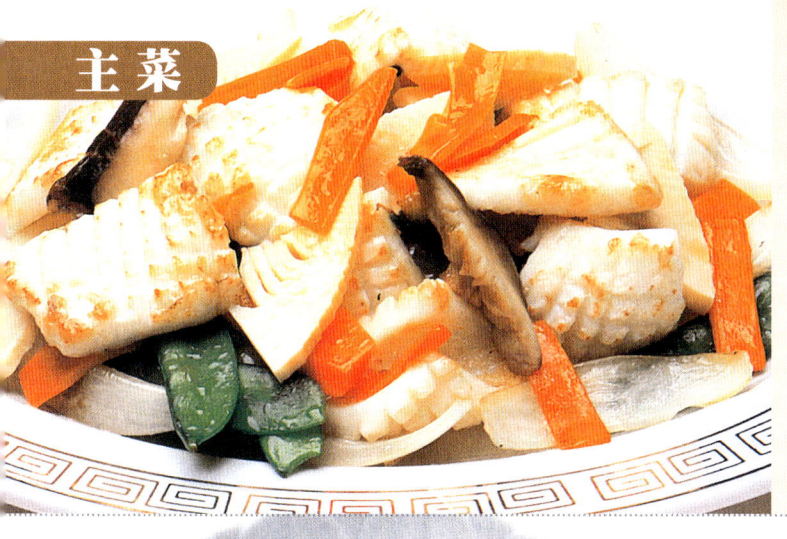

五目炒花枝

熱量	170 kcal
蛋白質	14.7 g
脂肪	7.0 g

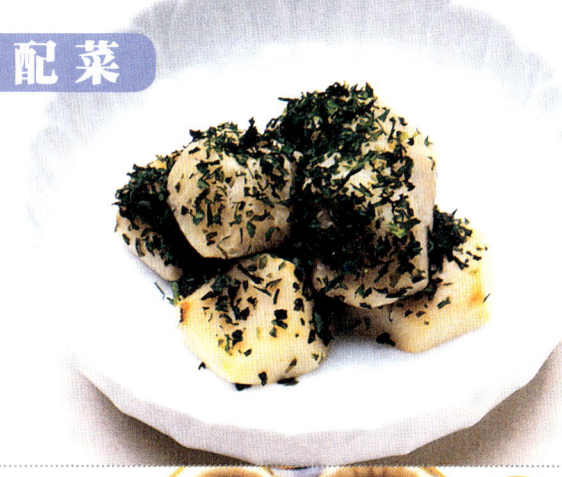

配菜

青海苔芋頭

熱量	79 kcal
蛋白質	1.6 g
脂肪	0.1 g

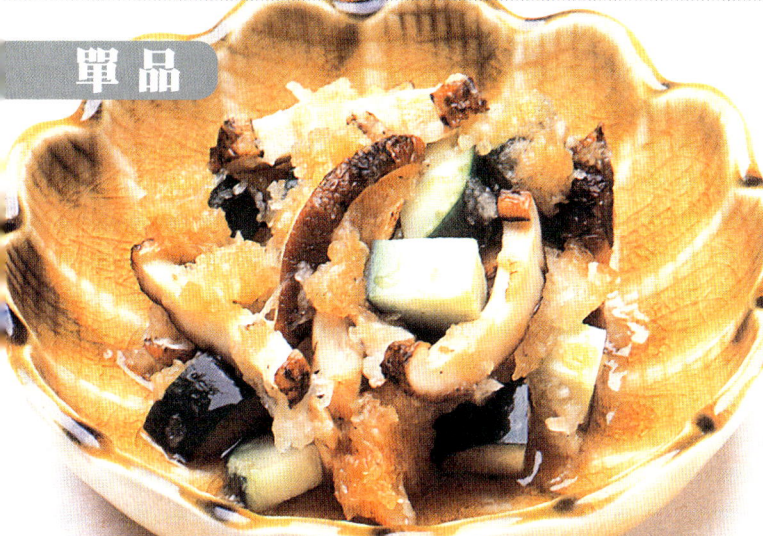

單品

烤香菇佐白蘿蔔泥

熱量	18 kcal
蛋白質	1.5 g
脂肪	0.1 g

煎豬里肌肉佐優格醬

●材料●

豬里肌肉	80 g
鹽	少許
胡椒	少許
油	1 小茶匙
麵粉	適量
白酒	1 小茶匙
四季豆	20 g
鴻喜菇	40 g
油	1 小茶匙
鹽	少許
胡椒	少許
醬汁	
┌ 優格	1 大茶匙
Ⓐ 美奶滋	1 小茶匙
└ 黃芥末醬	1/2 小茶匙

作法

① 把豬肉切成 5 mm 厚，灑上鹽和胡椒。
② 在 ① 的表面塗上薄薄的麵粉，放進平底鍋以熱油兩面煎熟，並淋上白酒。
③ 把四季豆燙熟，切成方便食用的長度，而鴻喜菇則分成小束。
④ 在平底鍋內熱油開始炒 ③，以鹽和胡椒來調味。
⑤ 將 Ⓐ 的調味料混合均勻。
⑥ 把 ② 和 ④ 裝盤後，在上面淋 ⑤ 即可。

馬鈴薯沙拉

●材料●

馬鈴薯	80 g
紅蘿蔔	10 g
鹽	少許
小黃瓜	1/4 根
洋蔥	少許
美奶滋	2/3 大茶匙
┌ 鹽	少許
Ⓐ 胡椒	少許
└ 萵苣	20 g

作法

① 把馬鈴薯切成厚 1 cm 如銀杏葉般的形狀，而紅蘿蔔也是同樣切法。
② 將 ① 倒入鍋中，以鹽水煮軟後瀝乾水分，等水分稍微蒸發後再利用湯匙輕輕壓碎。
③ 小黃瓜切成薄圓片，洋蔥也切成薄片狀，灑鹽後靜置一會兒，接著瀝乾水分。
④ 等②冷卻後跟③攪拌均勻，加入美奶滋拌勻後，以Ⓐ來調整口味。
⑤ 把萵苣鋪在盤子上，最後擺上馬鈴薯沙拉即可。

意式蔬菜湯

●材料●

培根	1/4 片
洋蔥	20 g
紅蘿蔔	10 g
芹菜	10 g
番茄	1/4 顆
大蒜（切碎）	少許
橄欖油	1/2 小茶匙
含有高湯的湯汁	1 杯
通心粉	10 g
鹽、胡椒	各少許
荷蘭芹（切碎）	少許

作法

① 把培根、洋蔥、紅蘿蔔、芹菜切成 1 cm 的丁狀，而番茄則稍微切碎。
② 把橄欖油倒入鍋中加熱炒大蒜，接著倒入除了番茄之外的 ① 仔細熱炒。
③ 倒入番茄後繼續熱炒。
④ 倒入含有高湯的湯汁，煮滾後放入通心粉，繼續加熱9～10 分鐘。
⑤ 利用鹽、胡椒加以調味。
⑥ 裝入碗裡，在上面灑荷蘭芹。

主菜

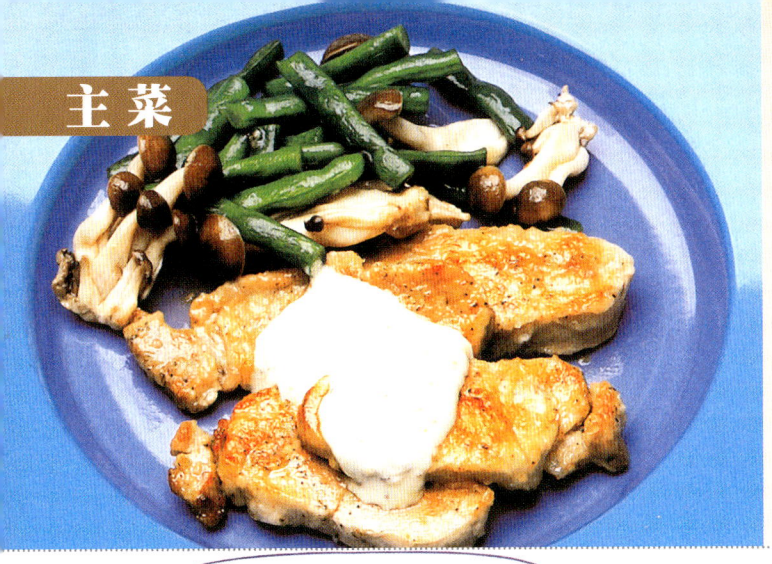

煎豬里肌肉佐優格醬

熱量 **224** kcal

蛋白質 **20.2** g

脂肪 **13.0** g

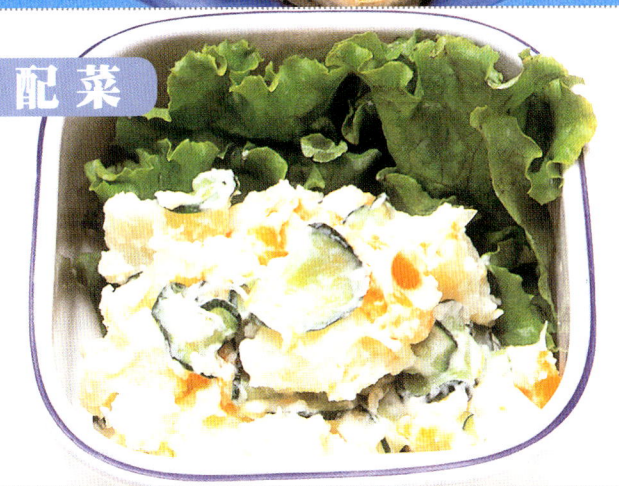

配菜

馬鈴薯沙拉

熱量 **130** kcal

蛋白質 **1.9** g

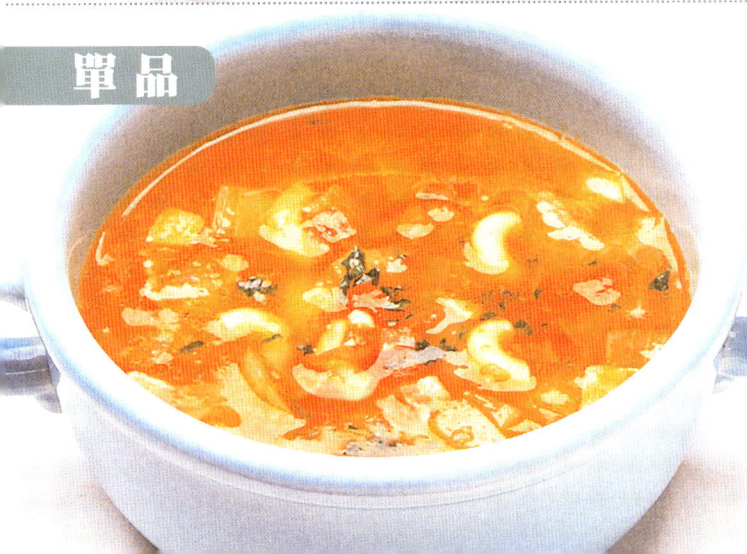

脂肪 **6.1** g

單品

意式蔬菜湯

熱量 **98** kcal

蛋白質 **2.5** g

脂肪 **4.2** g

錫箔紙燜烤鱈魚

●材料●

鱈魚	1 片
洋蔥	40 g
青椒	1/2 顆
新鮮香菇	1 朵
沙拉油	1/2 小茶匙
起司	1 片
檸檬（瓣狀）	1 片
錫箔紙（25×20cm）	2 張

作法

① 把洋蔥切成 5mm 厚的薄片狀，去除香菇菌柄最下方的部分。去除青椒的種子，然後切成 1/4 的長條狀。
② 兩張錫箔紙重疊，在內側塗上沙拉油。
③ 將 ① 的洋蔥鋪在 ② 上面，然後再擺上鱈魚和青椒、新鮮香菇、起司等。
④ 把 ③ 放進烤箱烘烤 7～8 分鐘。
⑤ 烤好後裝盤，並且在旁邊擺上一片檸檬。

烹調小建議

● 除了鱈魚之外，也可使用白肉魚或雞肉來取代。
● 可在平底鍋內倒入 1 cm 深的水，以蒸煮的方式來調理也 OK。

五目豆

●材料●

紅蘿蔔	10 g
蓮藕	20 g
蒟蒻	20 g
高湯昆布	3 cm
水煮大豆	30 g
高湯	1/2 杯
Ⓐ ┌ 砂糖	1 小茶匙
├ 酒	1/2 大茶匙
└ 醬油	1/2 大茶匙

作法

① 紅蘿蔔切成 1cm 的丁狀，蓮藕則切成銀杏葉的形狀。
② 蒟蒻以熱水燙過後切成 1cm 的丁狀，接著把昆布也切成 1cm 的方形。
③ 把大豆和①、②的材料以及高湯一起倒入鍋中，煮5～6 分鐘。
④ 將Ⓐ的調味料倒入③，繼續再煮 5～6 分鐘。倒入醬油，然後煮到湯汁收乾為止。

烹調小建議

● C 型肝炎的患者可將水煮大豆改成牛蒡等。

烤大蔥佐醬汁

●材料●

大蔥	1 根
Ⓐ ┌ 醬油	1 小茶匙
├ 酒	1/2 大茶匙
└ 味醂	1/2 大茶匙

作法

① 把大蔥切成 4 cm 長。
② 放在烤網上，一邊翻面一邊烘烤。
③ 烤好後浸泡在攪拌均勻的Ⓐ中調味。

烹調小建議

● 因為充滿烘烤過的香味，就算使用薄鹽醬油也很好吃，還具有降低鹽分攝取量的效果。

110

主菜

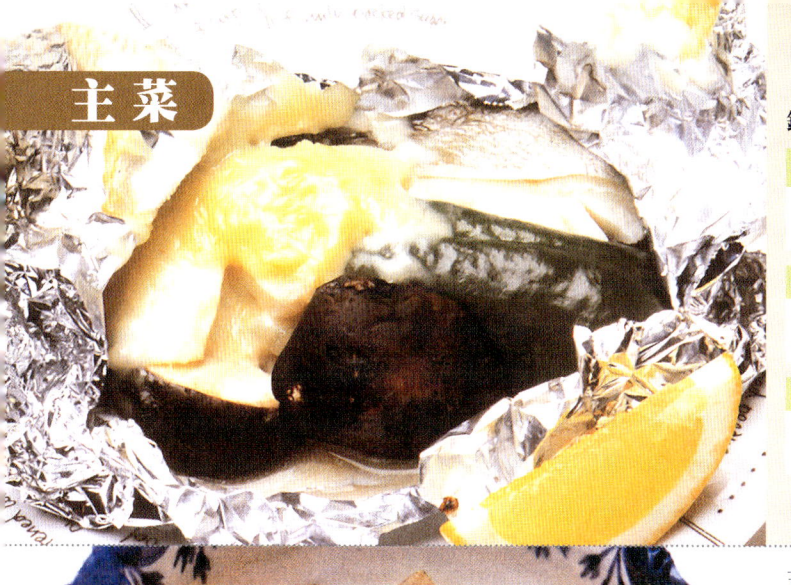

錫箔紙悶烤鱈魚

熱量 **182** kcal

蛋白質 **23.0** g

脂肪 **7.5** g

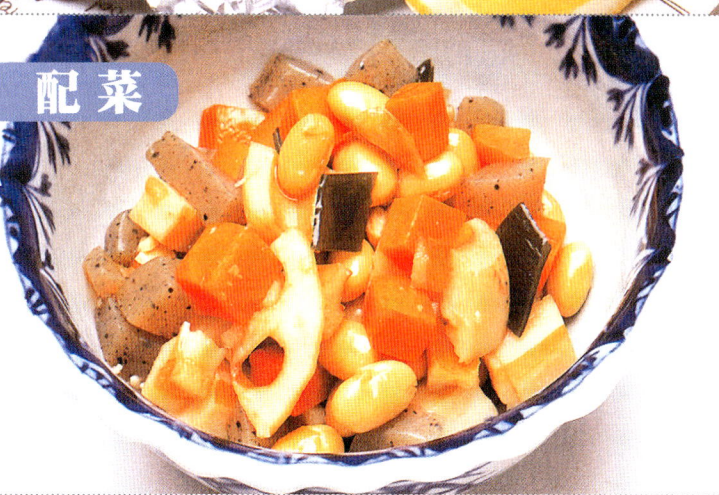

配菜

五目豆

熱量 **93** kcal

蛋白質 **5.0** g

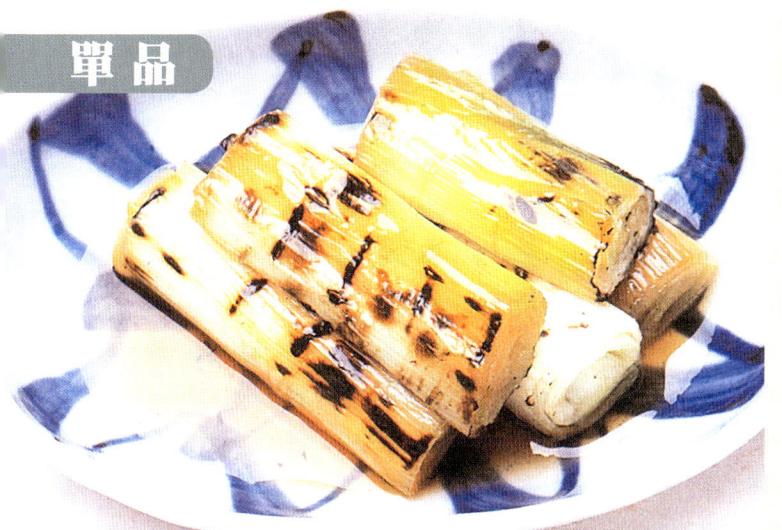

脂肪 **2.0** g

單品

烤大蔥佐醬汁

熱量 **28** kcal

蛋白質 **0.8** g

脂肪 **0** g

水煮雞肉片

●材料●

雞里肌肉	80 g
太白粉	適量
白蘿蔔	30 g
蘿蔔苗	10 g
青紫蘇	1～2 片
┌檸檬汁	1 小茶匙
Ⓐ├醬油	1 小茶匙
└芝麻油	少許

作法

① 去除雞里肌肉的筋，擺在保鮮膜上，利用擀麵棍將雞肉敲成薄片狀，並切成方便食用的大小。
② 把水煮沸，在①的表面灑上太白粉後放進水中煮熟，接著馬上浸泡在冷水裡冷卻。
③ 將白蘿蔔切成絲，跟蘿蔔苗混合在一起，稍微沖一下冷開水。
④ 把青紫蘇切成絲。
⑤ 把③鋪在盤子上，接著擺上②，最後以青紫蘇絲在最上面做裝飾，淋上混合均勻的Ⓐ。

烹調小建議

● 請仔細敲打讓雞里肌肉確實變成薄片狀。
● 表面灑上太白粉吃起來更順口，最適合夏季缺乏食慾時食用。

炒煮牛蒡絲

●材料●

牛蒡	40 g
紅蘿蔔	20 g
芝麻油	1/2 小茶匙
┌砂糖	1/2 小茶匙
Ⓐ├醬油	1 小茶匙
└酒	1 小茶匙
高湯	2 大茶匙

作法

① 首先利用菜刀削除牛蒡的表皮，並以削鉛筆的方式將牛蒡切絲。接著削除紅蘿蔔的表皮，一樣以削鉛筆的方式切絲。
② 把①和芝麻油倒入鍋中仔細炒熟。
③ 倒入Ⓐ的調味料和高湯，一直煮到湯汁收乾為止。

烤青椒&香菇佐醬汁

●材料●

青椒	1 顆
新鮮香菇	2 朵
日式柚子醬油	1 小茶匙

作法

① 把整顆青椒放在烤網上烤熟。去除香菇菌柄最下方的部分，以同樣方式烤熟。
② 青椒對切成半，去除內部的種子，然後切成 1 cm 寬，接著把香菇切絲。
③ 將①和②混合均勻後裝盤，淋上日式柚子醬油即可。

烹調小建議

● 把水分含量較少的蔬菜直接放在網子上烘烤可產生香氣風味，即使減少鹽的用量也很好吃。

主菜

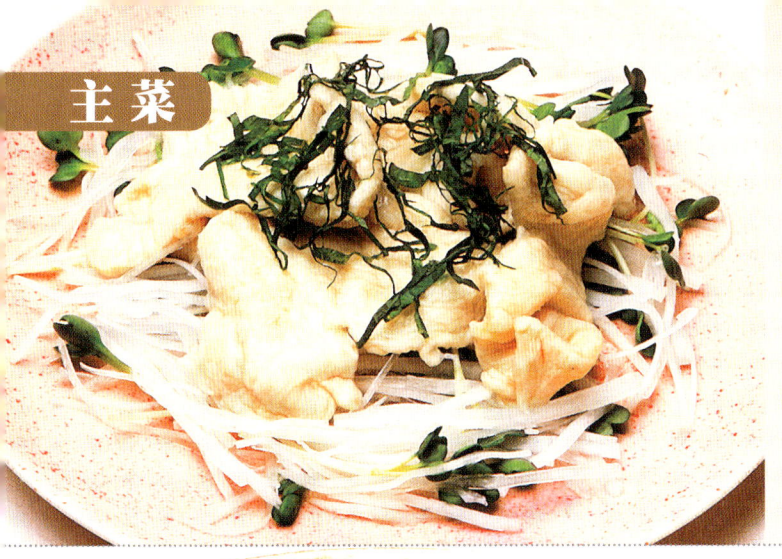

水煮雞肉片

熱量 **137** kcal

蛋白質 **20.2** g

脂肪 **7.1** g

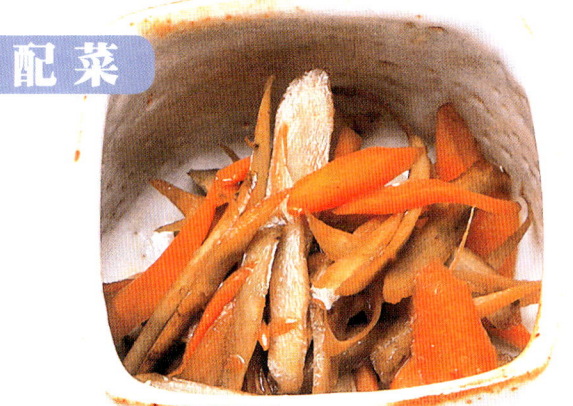

配菜

炒煮牛蒡絲

熱量 **66** kcal

蛋白質 **1.2** g

脂肪 **2.0** g

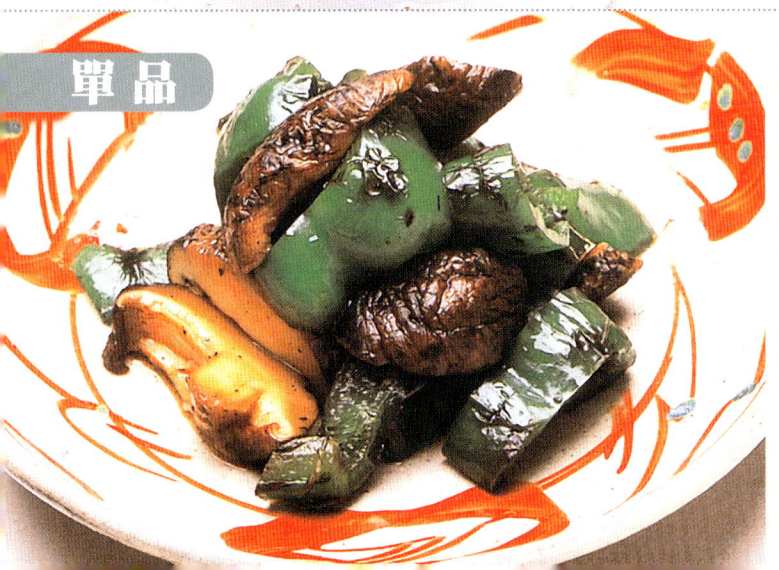

單品

烤青椒＆香菇佐醬汁

熱量 **15** kcal

蛋白質 **1.5** g

脂肪 **0.2** g

醃漬西太公魚

● 材料 ●

鯖魚	60 g
洋蔥	20 g
紅蘿蔔	10 g
青椒	1/4 顆
醬汁	
Ⓐ ┌ 醋	1 大茶匙
├ 砂糖	1/2 小茶匙
└ 醬油	1 小茶匙
水	1 大茶匙
紅辣椒	適量
麵粉	適量
油炸用油	適量

作法

① 以鹽水將西太公魚清洗乾淨。
② 把洋蔥、紅蘿蔔切絲,青椒則切成細圈狀。
③ 將 Ⓐ 的醬汁和紅辣椒混合在一起,淋在 ② 的蔬菜上。
④ 去除 ① 的水分,表面抹上麵粉後以 170℃ 的熱油炸熟。
⑤ 把炸好的西太公魚浸泡在 ③ 當中醃漬 30 分鐘左右。

烹調小建議

● 也可使用小尾的炸竹莢魚來取代。
● 加上醋可幫助鈣質的消化吸收。

蕪菁燉絞肉

● 材料 ●

蕪菁	60 g
紅蘿蔔	20 g
高湯	1/2 杯
Ⓐ ┌ 酒	大茶匙
├ 鹽	少許
├ 醬油	1/2 小茶匙
└ 味醂	1 小茶匙
雞絞肉	15 g
太白粉	1/2 小茶匙

作法

① 把蕪菁切成一口大小,而紅蘿蔔則切成 5mm 厚的圓形。
② 將紅蘿蔔倒入高湯中煮 5～6 分鐘,接著倒入蕪菁和 Ⓐ 的調味料後繼續煮 3～4 分鐘。此時倒入雞絞肉,並以筷子打散。
③ 等所有食材煮軟後,淋上以水拌勻的太白粉做勾芡即可食用。

烹調小建議

● 蕪菁很快就會煮熟,所以請注意別煮過頭。

日式蛋花湯

● 材料 ●

鴨兒芹	10 g
雞蛋	1/4 顆
高湯	3/4 杯
鹽	少許
醬油	少許

作法

① 把高湯加熱,並利用鹽、醬油來調味。
② 鴨兒芹切成 3cm 長,雞蛋打成蛋汁。
③ 在 ① 煮沸時倒入 ② 的蛋汁,最後灑上鴨兒芹即可。

烹調小建議

● 在寒冷的冬天可加上太白粉來增加濃郁度,如此一來湯不容易冷掉,可享受熱騰騰的湯品。

主菜

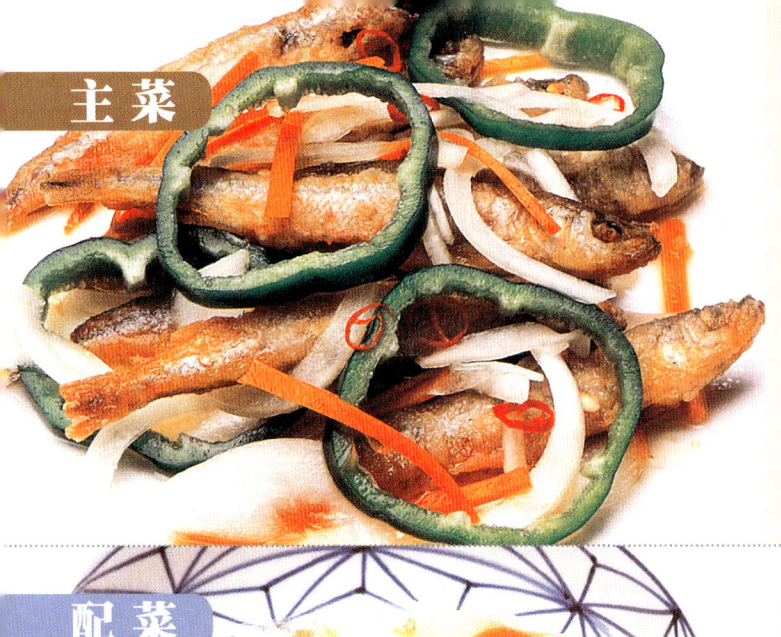

醃漬西太公魚

熱量	**125** kcal
蛋白質	**9.4** g
脂肪	**5.1** g

配菜

蕪菁燉絞肉

熱量	**72** kcal
蛋白質	**3.8** g
脂肪	**1.3** g

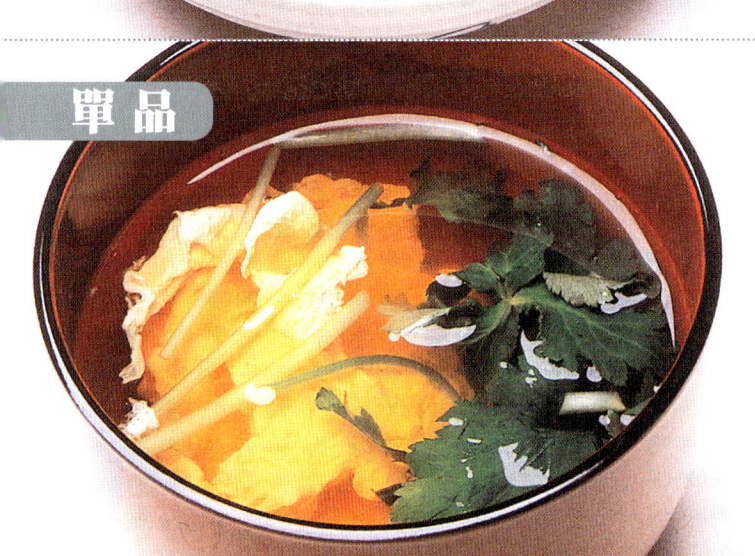

單品

日式蛋花湯

熱量	**24** kcal
蛋白質	**1.9** g
脂肪	**1.5** g

日式烤鯖魚

●材料●

鯖魚	1 片
Ⓐ 醬油	2 小茶匙
味醂	1 小茶匙
酒	1 小茶匙
日本柚子	適量
裝飾用蕪菁菊花	
蕪菁	1 顆
鹽水	適量
Ⓑ 醋	2 小茶匙
砂糖	1 小茶匙
鹽	少許
水	1 大茶匙
紅辣椒	少許

作法

① 把鯖魚醃漬在 Ⓐ 的調味料中 30 分鐘。
② 開始烤魚，不時在 ① 的表面塗上調味料，並注意不要讓魚肉燒焦。
③ 製作裝飾用的菊花。去除蕪菁的表皮，從下方往葉子生長的部位細切成格子狀，而且長葉子的部位保留不要切斷。接著切成方便食用的大小，浸泡在鹽水裡 20 分鐘左右，醃漬入味後瀝乾水分，然後沾上加入辣椒的醬汁 Ⓑ。
④ 把鯖魚和蕪菁菊花一起裝盤。

烹調小建議

● 也可使用土魠魚、青甘魚、鰹魚、方頭魚等魚肉片來取代，或是以雞肉來煎烤也很美味。
● 把橫切成小圓片的日本柚子加入醬汁中醃漬，等魚肉入味後再開始燒烤。

日式筑前煮

●材料●

雞腿肉	30 g
牛蒡	20 g
紅蘿蔔	20 g
蓮藕	20 g
竹筍	20 g
蒟蒻	25 g
香菇乾	1 朵
豌豆莢	5 g
油	1 小茶匙
高湯	1/2 杯
Ⓐ 砂糖	2 小茶匙
鹽	少許
醬油	1/2 大茶匙

作法

① 把雞腿肉切成一口大小，以少許的油炒過後從鍋子內取出，並淋上少許的砂糖和醬油。
② 牛蒡、紅蘿蔔、蓮藕、竹筍等隨意切成塊狀，蒟蒻切成一口大小。以上食材分別以熱水燙過。
③ 香菇泡水後以菜刀斜切，然後將豌豆莢燙成翠綠色。
④ 油倒入鍋中加熱後開始炒 ② 跟香菇，接著倒入高湯。煮 3～4 分鐘後加入 Ⓐ，繼續煮 7～8 分鐘。倒入醬油和 ① 後熬煮。
⑤ 最後加上豌豆莢即可。

洋蔥拌柴魚片

●材料●

洋蔥	40 g
柴魚片	少許
Ⓐ 醬油	1/2 小茶匙
醋	1/2 小茶匙

作法

① 洋蔥切成薄片，稍微以冷開水洗一下。
② 瀝乾洋蔥的水分，灑上柴魚片並以 Ⓐ 的調味料攪拌均勻。

烹調小建議

● 洋蔥的嗆辣口感是來自於二烯丙基二硫醚成分，具有發汗、促進消化、增進血液循環的效果。

116

主菜

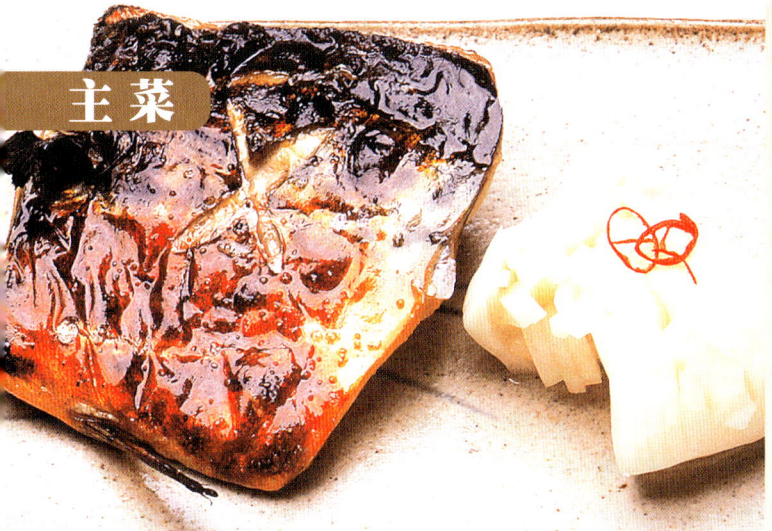

日式烤鯖魚

- 熱量 **198** kcal
- 蛋白質 **17.0** g
- 脂肪 **9.2** g

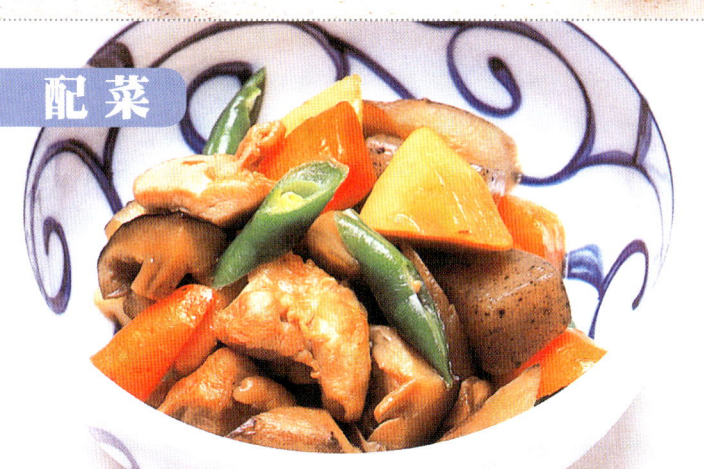

配菜

日式筑前煮

- 熱量 **158** kcal
- 蛋白質 **7.4** g
- 脂肪 **8.3** g

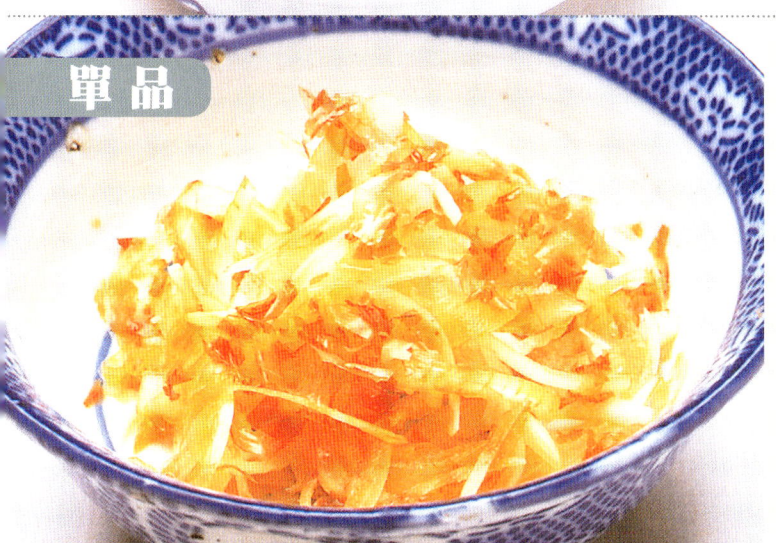

單品

洋蔥拌柴魚片

- 熱量 **18** kcal
- 蛋白質 **0.6** g
- 脂肪 **0** g

黃芥末乾煎鱈魚

● 材料 ●

鱈魚	1 片
A ┌ 鹽	少許
└ 胡椒	少許
麵粉	少許
B ┌ 美奶滋	1/2 大茶匙
│ 顆粒黃芥末	1/2 大茶匙
└ 切碎的荷蘭芹	少許
奶油	1 小茶匙
馬鈴薯	40 g
紅蘿蔔	30 g
C ┌ 醋	1/2 小茶匙
│ 沙拉油	1 小茶匙
└ 鹽	少許

作法

① 在鱈魚上灑鹽、胡椒後靜置 10 分鐘。
② 把 Ⓑ 的調味料攪拌均勻。
③ 擦掉 ① 的水分，並且在表面塗上麵粉。
④ 奶油倒入平底鍋內加熱熔解，開始煎烤 ③，翻面後在整個表面塗上 ②，蓋上鍋蓋燜燒一下。
⑤ 馬鈴薯和紅蘿蔔切成 1.5cm 的丁狀，水煮直到變軟為止並稍微瀝乾。
⑥ 趁 ⑤ 還溫熱時跟 Ⓒ 混合均勻，裝盤擺在鱈魚旁。

烹調小建議

● 如果直接購買已經抹過鹽的鱈魚，只灑胡椒即可。

菠菜拌海苔

● 材料 ●

菠菜	80 g
海苔	1/4 片
醬油	1/2 小茶匙
高湯	1/2 小茶匙

作法

① 將菠菜燙熟，並切成 3～4cm 長。
② 淋上一點醬油後輕輕擰乾。
③ 以手將海苔撕碎。
④ 醬油和高湯混合均勻後加入 ② 跟 ③ 繼續拌勻。

烹調小建議

● 要利用菠菜來拌入食材時，可先淋上少量的醬油並擰乾，接著再開始拌入食材就不會顯得濕答答的。
● 擰乾時不要過度用力，也是增加美味的小技巧。
● C 型肝炎的患者以醃漬萵苣來代替菠菜為佳。

茶碗蒸

● 材料 ●

雞蛋	1/2 顆
高湯	1/2 杯
A ┌ 鹽	1/5 小茶匙
│ 醬油	少許
└ 味醂	少許
紅蘿蔔	10 g
菠菜	10 g
新鮮香菇	1 朵
雞絞肉	10 g

作法

① 把蛋打成蛋汁，倒入高湯和 Ⓐ 後攪拌均勻。
② 將紅蘿蔔切絲，菠菜切成 2cm 長，並以熱水燙過。香菇切成薄片狀。
③ 把 ① 倒入容器中，接著加熱雞絞肉和 ②。
④ 放入已經預熱好的蒸籠內，以大火蒸 3～4 分鐘，接著再以小火繼續蒸 15 分鐘。

烹調小建議

● 可依手邊現有的材料放入茶碗蒸。蒸煮時請特別注意爐火的大小控制。

主菜

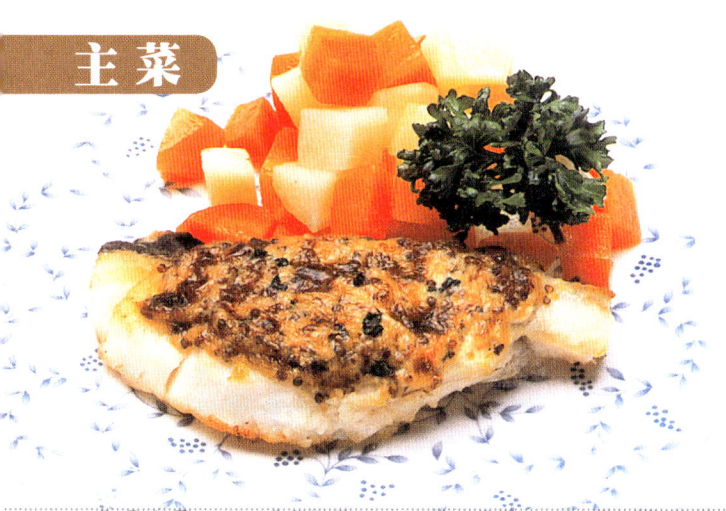

黃芥末乾煎鱈魚

熱量	282 kcal
蛋白質	19.2 g
脂肪	13.0 g

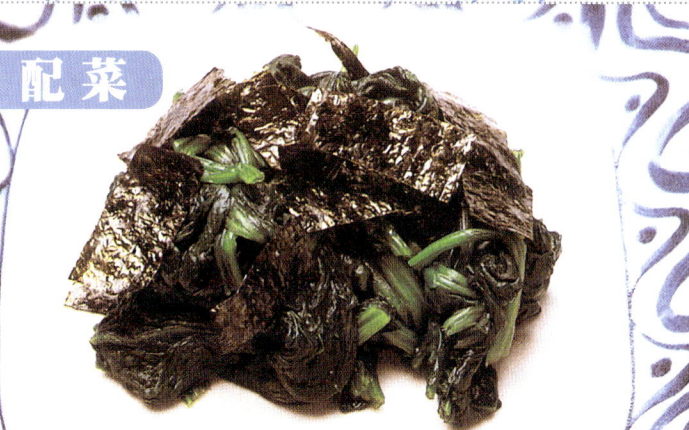

配菜

菠菜拌海苔

熱量	27 kcal
蛋白質	2.4 g
脂肪	0.4 g

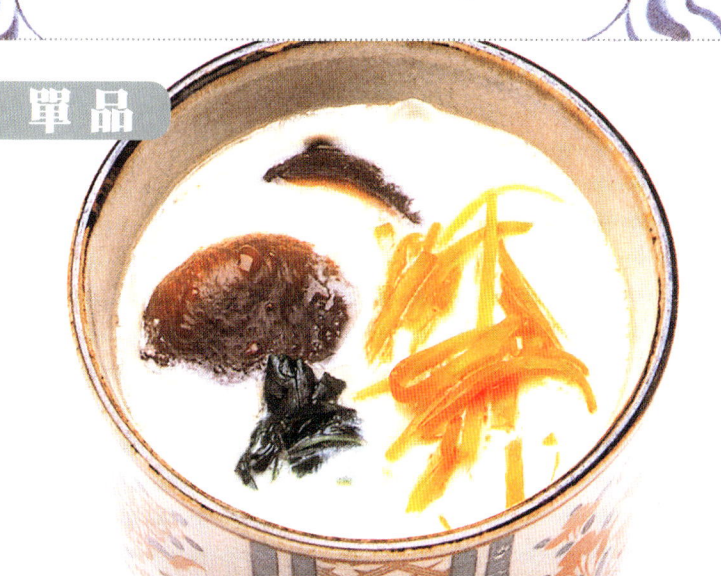

單品

茶碗蒸

熱量	63 kcal
蛋白質	5.8 g
脂肪	3.4 g

美奶滋烤鮭魚

●材料●

生鮭魚	1 片
A ┌ 鹽	少許
└ 胡椒	少許
麵粉	少許
美奶滋	1 大茶匙
綜合蔬菜	15 g
油	少許
鴻喜菇	20 g
新鮮香菇	1 朵
金針菇	20 g
青椒	10 g
油	1 小茶匙
B ┌ 鹽	少許
├ 胡椒	少許
└ 酒	1 小茶匙

作法

① 在鮭魚上灑鹽、胡椒後,抹上一層薄薄的麵粉。
② 把美奶滋跟綜合蔬菜攪拌均勻,擺在①的上面。
③ 在烤箱的烤盤上鋪錫箔紙,塗上少許的油後擺上②,放進烤箱烘烤 7～8 分鐘。
④ 把鴻喜菇分成小束,新鮮香菇切成薄片狀,金針菇則對切成半。最後將青椒切成細的長條狀。
⑤ 油倒入平底鍋加熱,開始炒④的蔬菜並以Ⓐ來調味,完成後裝盤擺在鮭魚旁。

烹調小建議

● 可使用低卡美奶滋,以減少卡路里的攝取量。
● 請趁熱享用。

通心粉沙拉

●材料●

紅蘿蔔	10 g
高麗菜	20 g
小黃瓜	1/4 根
火腿	1/2 片
通心粉	15 g
洋蔥（切薄片）	少許
美奶滋	2/3 大茶匙
┌ 鹽	少許
└ 胡椒	少許
葉萵苣	20 g

作法

① 將紅蘿蔔切絲,而高麗菜也一樣細切成絲。小黃瓜切成小圓片,火腿切成細絲狀。
② 在高麗菜和小黃瓜上灑鹽,靜置一會兒後擰乾。
③ 通心粉跟紅蘿蔔煮熟後以篩子瀝乾水分,靜置冷卻。
④ 把②、③和洋蔥以美奶滋拌勻,再利用鹽、胡椒來調味。
⑤ 在盤子上鋪葉萵苣,最後擺上通心粉沙拉即可。

蔬菜蛋花湯

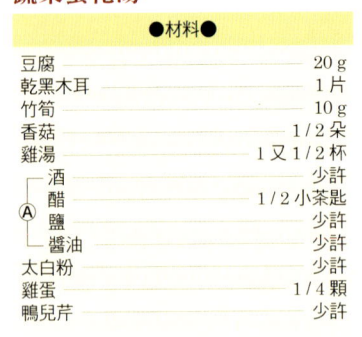

●材料●

豆腐	20 g
乾黑木耳	1 片
竹筍	10 g
香菇	1/2 朵
雞湯	1 又 1/2 杯
┌ 酒	少許
├ 醋	1/2 小茶匙
A ├ 鹽	少許
└ 醬油	少許
太白粉	少許
雞蛋	1/4 顆
鴨兒芹	少許

作法

① 首先把豆腐切成一半,接著再切成薄片狀。
② 將乾黑木耳泡水還原,並切成方便食用的大小。把竹筍和香菇都切成薄片狀。
③ 加熱雞湯後倒入②,等沸騰後去除泡沫雜質等,接著加入①。
④ 利用Ⓐ來調味,倒入以水調勻的太白粉來增加濃稠度。
⑤ 一邊倒入雞蛋一邊攪拌,最後灑上鴨兒芹片即可。

主菜

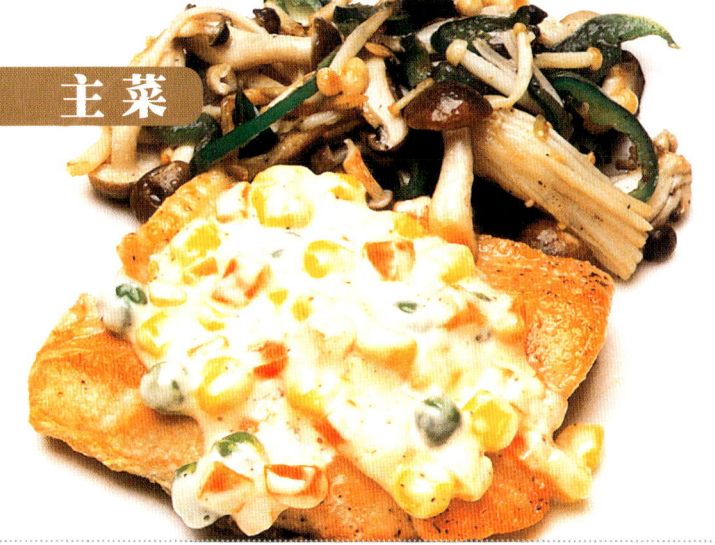

美奶滋烤鮭魚

熱量 **242** kcal

蛋白質 **19.1** g

脂肪 **15.6** g

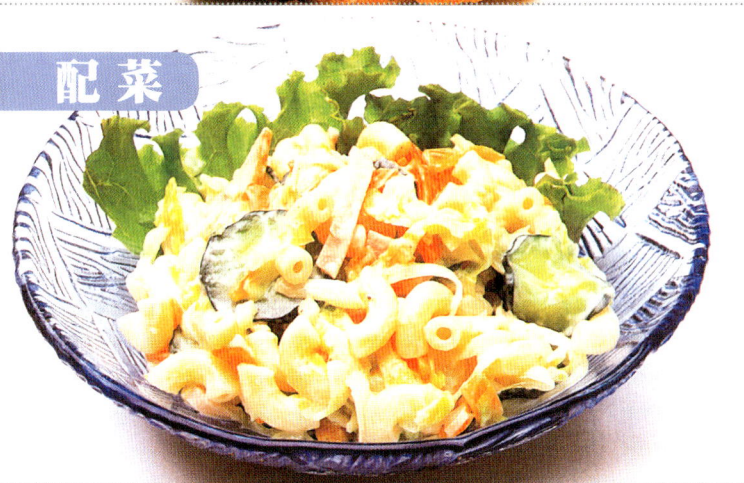

配菜

通心粉沙拉

熱量 **141** kcal

蛋白質 **4.7** g

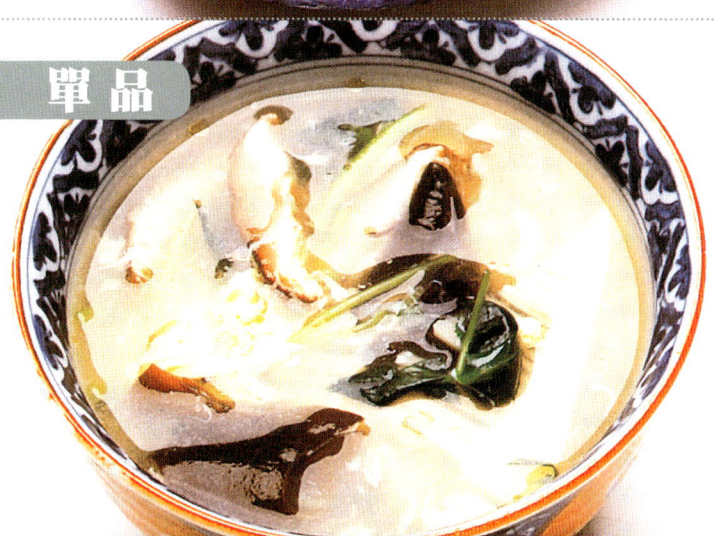

脂肪 **6.7** g

單品

蔬菜蛋花湯

熱量 **62** kcal

蛋白質 **6.8** g

脂肪 **2.2** g

五目炒蔬菜

● 材料 ●

豬腿肉	60 g
┌ 醬油	1 小茶匙
Ⓐ ├ 酒	1 小茶匙
└ 薑汁	少許
菠菜	50 g
紅蘿蔔	20 g
香菇乾	1 片
豆芽菜	50 g
粉絲	5 g
油	1/2 大茶匙
太白粉	1/2 小茶匙
┌ 砂糖	少許
├ 鹽	1/4 小茶匙
Ⓑ ├ 醬油	少許
└ 酒	1 小茶匙
芝麻油	少許

作法

① 把豬肉切絲,淋上Ⓐ的調味料後靜置備用。
② 將菠菜切成4cm長,紅蘿蔔切絲,香菇乾泡水還原後切成薄片狀。接著把粉絲泡水膨脹後靜置備用。
③ 在中式炒鍋內倒油加熱,在①的表面抹上太白粉後放入鍋中快炒,然後依序放入紅蘿蔔、香菇、菠菜、豆芽菜等繼續翻炒,最後以Ⓑ的調味料快速調味。
④ 加入粉絲攪拌均勻,關閉爐火淋上芝麻油。

烹調小建議

● 先將所有的材料準備好再迅速快炒,以免粉絲把蔬菜的水分都吸光。
● 也可以利用小松菜來取代菠菜。
● 事先去除豆芽菜的根部,小小的動作不僅可以增添美味,還能讓口感變得更好。

蟹肉豆腐湯

● 材料 ●

蟹肉	15 g
豆腐	50 g
中式高湯	1 杯
薑絲	少許
┌ 鹽	少許
Ⓐ ├ 醬油	少許
└ 酒	1 小茶匙
太白粉	少許
芝麻油	少許
蔥花	少許

作法

① 在中式高湯內倒入薑絲後煮沸。
② 把蟹肉倒入①,接著一邊打碎豆腐一邊加入鍋中,並倒入Ⓐ來調味。
③ 倒入以水調勻的太白粉同時一邊攪拌,倒入芝麻油,最後灑上蔥花即可。

烹調小建議

● 只要滴幾滴芝麻油就能增添香醇風味。

奶油煮紅甜椒

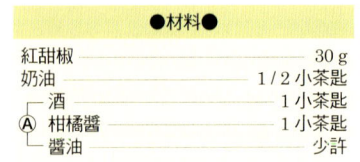

● 材料 ●

紅甜椒	30 g
奶油	1/2 小茶匙
┌ 酒	1 小茶匙
Ⓐ ├ 柑橘醬	1 小茶匙
└ 醬油	少許

作法

① 把紅甜椒切成1cm的塊狀。
② 在鍋中以奶油炒①,並且倒入Ⓐ稍微熬煮。

烹調小建議

● 胡蘿蔔素跟油一起食用的話可幫助吸收。

主菜

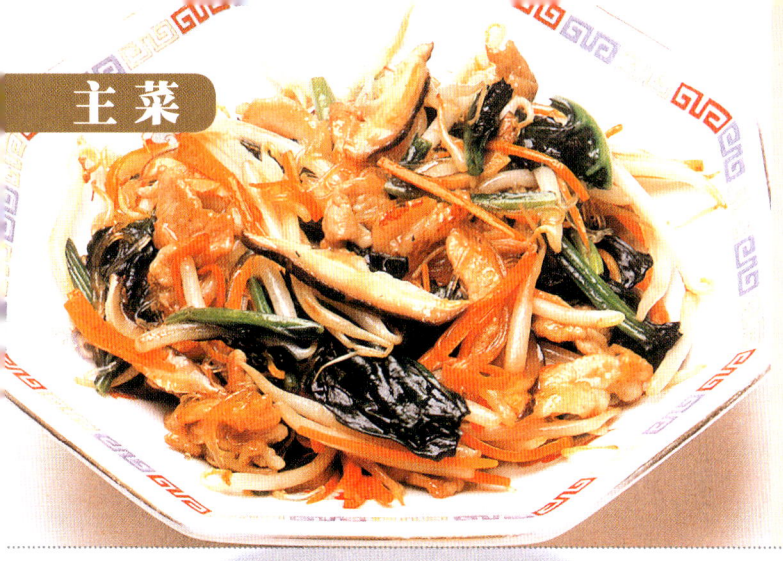

五目炒蔬菜

熱量	249 kcal
蛋白質	15.4 g
脂肪	13.8 g

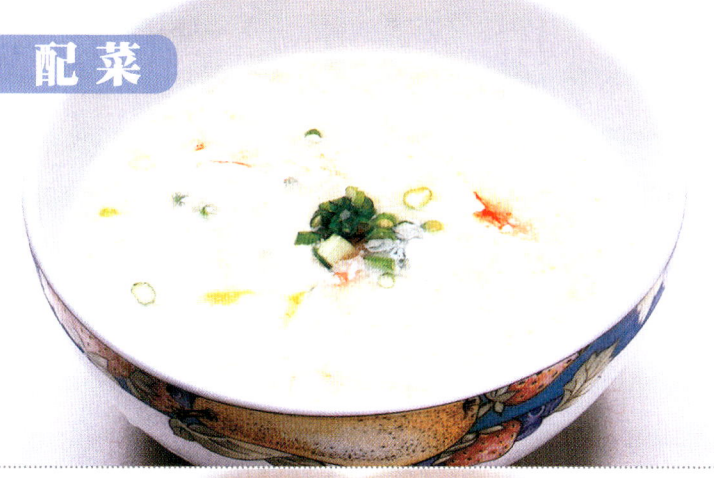

配菜

蟹肉豆腐湯

熱量	45 kcal
蛋白質	4.0 g
脂肪	2.6 g

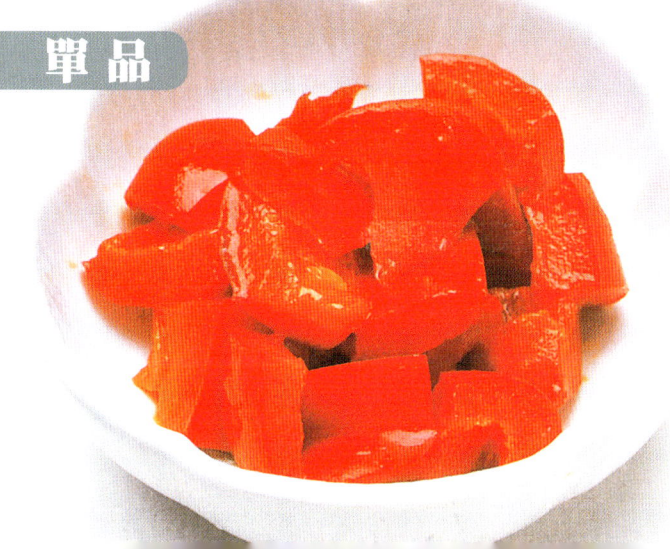

單品

奶油煮紅甜椒

熱量	44 kcal
蛋白質	0.3 g
脂肪	1.6 g

奶油煮雞肉

●材料●

雞肉	70 g
┌鹽	少許
└胡椒	少許
馬鈴薯	80 g
紅蘿蔔	20 g
新鮮香菇	1 朵
綠花椰	25 g
麵粉	適量
油	1 小茶匙
白酒	2 大茶匙
奶油	1 小茶匙
牛奶	1/2 杯
┌鹽	少許
└胡椒	少許

作法

① 把雞肉切成一口大小,並灑上鹽、胡椒。
② 馬鈴薯、紅蘿蔔切成稍微大一點的塊狀。接著新鮮香菇也同樣切成塊狀,最後跟綠花椰一起煮熟。
③ 在①的表面塗上麵粉,以熱油炒過,倒入白酒後蓋上鍋蓋稍微燜一下。
④ 將馬鈴薯和紅蘿蔔一起倒入鍋中,視情況隨時加水來煮1分鐘左右。接著倒入奶油、牛奶、新鮮香菇,煮到熟軟後以鹽、胡椒來調味。
⑤ 把④倒入③的鍋子裡,輕拌均勻後倒入綠花椰,即可裝盤享用。

牛蒡沙拉

●材料●

牛蒡	40 g
┌醬油	少許
Ⓐ 醋	1 小茶匙
└高湯	2 大茶匙
豌豆莢	2 個
美奶滋	1/2 大茶匙
萵苣	20 g
炒白芝麻	少許

作法

① 把牛蒡切成細絲狀後以熱水燙過,接著加入Ⓐ煮熟後靜置放涼。
② 將豌豆莢燙熟,並斜切成細條狀。
③ 以美奶滋將①跟②攪拌均勻。
④ 在盤子上鋪萵苣,裝盤後灑上白芝麻即可。

烹調小建議

● 牛蒡是富含食物纖維的代表性食材。
● 如果喜歡稍硬或較脆的口感,可以不要煮太軟。

蒟蒻絲拌魚卵

●材料●

蒟蒻絲	50 g
┌高湯	1 大茶匙
Ⓐ 酒	少許
└醬油(薄鹽)	少許
鱈魚子	5 g
蔥花	少許

作法

① 把蒟蒻絲以熱水燙過,利用菜刀切成2～3段,接著加入Ⓐ煮熟後靜置放涼。
② 將鱈魚子攪散,並且跟①仔細混合均勻。
③ 裝盤,灑上蔥花即可。

烹調小建議

● 亦可加入蟹肉棒或竹輪等。
● 把蒟蒻絲加入蓋飯中也非常美味。

124

主菜

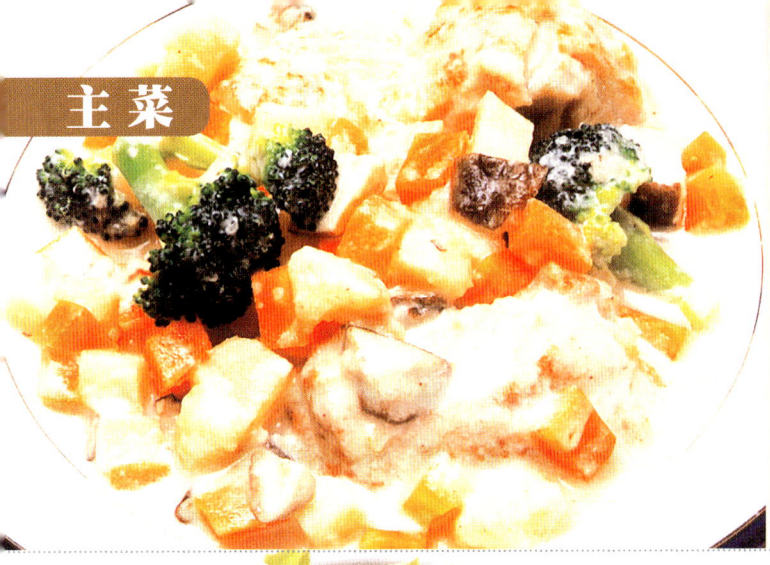

奶油煮雞肉

熱量	367 kcal
蛋白質	17.6 g
脂肪	21.1 g

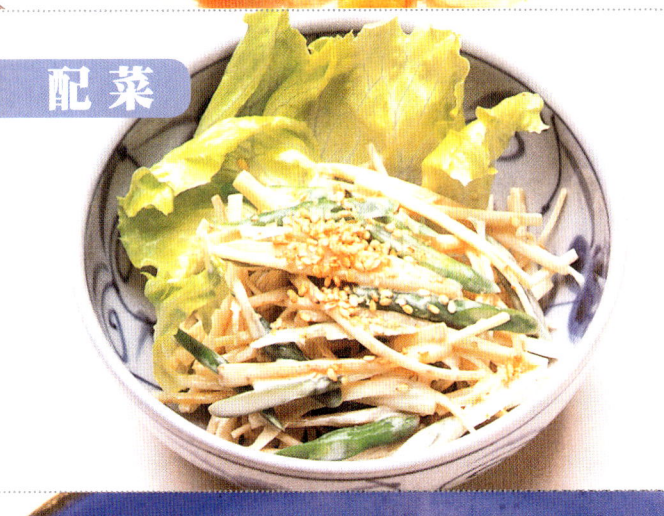

配菜

牛蒡沙拉

熱量	72 kcal
蛋白質	1.1 g
脂肪	4.5 g

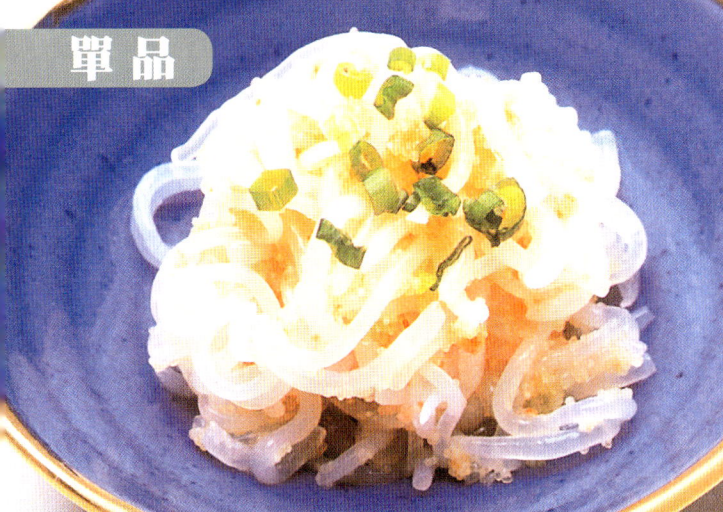

單品

蒟蒻絲拌魚卵

熱量	15 kcal
蛋白質	1.5 g
脂肪	0.2 g

和風漢堡

●材料●

洋蔥	20 g
豆腐（木綿）	50 g
牛絞肉	40 g
┌ 麵包粉	1 大茶匙
│ 牛奶	1/2 大茶匙
Ⓐ │ 雞蛋	1/4 顆
│ 鹽	少許
│ 胡椒	少許
└ 肉豆蔻	少許
油	1 小茶匙
白蘿蔔泥	50 g
蔥花	少許
綠花椰	40 g
番茄	1/4 顆

作法

① 洋蔥切碎後以微波爐加熱 15～20 秒。
② 瀝乾豆腐所含的水分。
③ 將①、②跟Ⓐ的材料加入絞肉中，以手仔細混合揉捏直到出現黏性為止。
④ 把③整理成漢堡的形狀，並且放入已經熱好油的平底鍋內，表面以大火煎 20～30 秒，接著轉小火一邊移動平底鍋繼續煎 2 分鐘。翻面後以相同的方向煎熟。
⑤ 在漢堡上擺放白蘿蔔泥跟蔥花當裝飾，旁邊則放煮熟的綠花椰和切成瓣狀的番茄。

烹調小建議

● 可隨個人喜好將牛絞肉換成雞肉或豬肉。
● 除了白蘿蔔泥，也可改為炒香菇或鴻喜菇等，另外淋上蘑菇醬也非常美味。

高麗菜蘋果沙拉

●材料●

高麗菜	60 g
鹽	少許
蘋果	1/8 顆
美奶滋	1/2 大茶匙

作法

① 將高麗菜切碎，灑鹽入味後輕輕擰乾水分。
② 把蘋果切成銀杏葉的形狀。
③ 要食用前再把①跟②混合並拌上美奶滋。

烹調小建議

● 擰乾高麗菜時不要過度用力。
● 也可換成自己喜歡的沙拉醬等。

醃漬小黃瓜

●材料●

小黃瓜	1/4 根
┌ 醬油	1/2 小茶匙
Ⓐ │ 醋	1/2 小茶匙
└ 鹽	少許
薑	少許
辣椒	少許

作法

① 小黃瓜以熱水燙過，然後淋上冷開水降溫。
② 利用擀麵棍敲打小黃瓜，等小黃瓜裂開後對切成半，接著再繼續切成小塊。
③ 把Ⓐ的調味料混合均勻，把②跟薑、辣椒一起浸泡醃漬即可食用。

烹調小建議

● 當餐桌上只有一道蔬菜而感覺不足時，這道料理就是最好的組合搭配。
● 淋上芝麻油可更添風味。

126

主菜

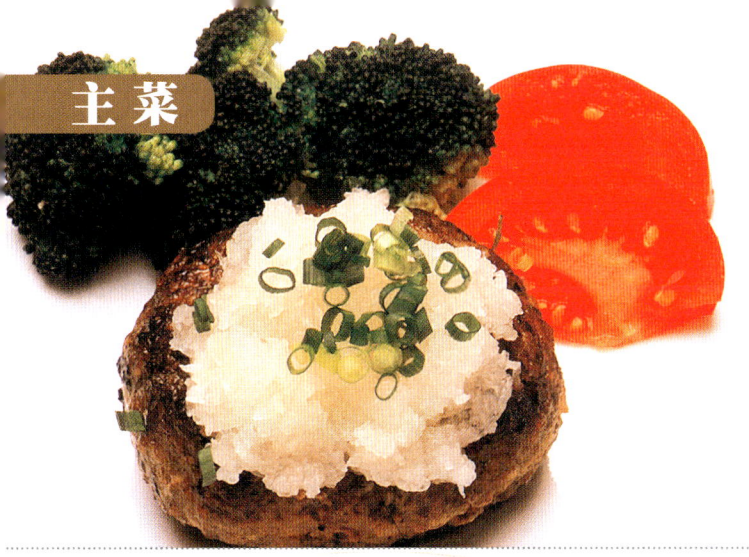

和風漢堡

熱量 **234** kcal

蛋白質 **15.9** g

脂肪 **14.3** g

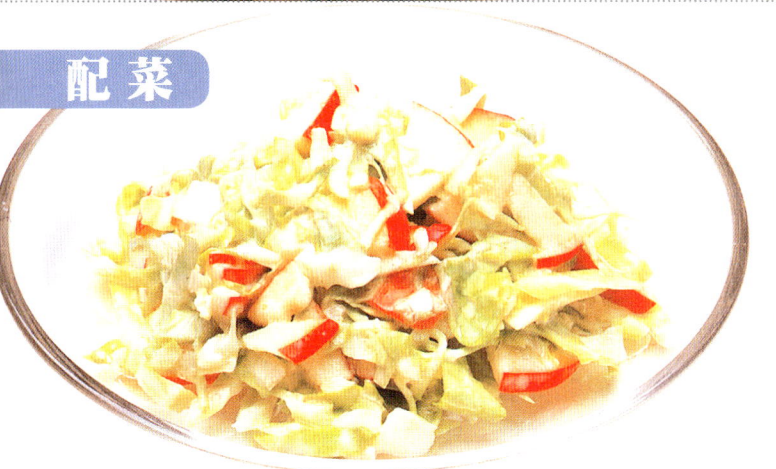

配菜

高麗菜蘋果沙拉

熱量 **65** kcal

蛋白質 **0.7** g

脂肪 **4.6** g

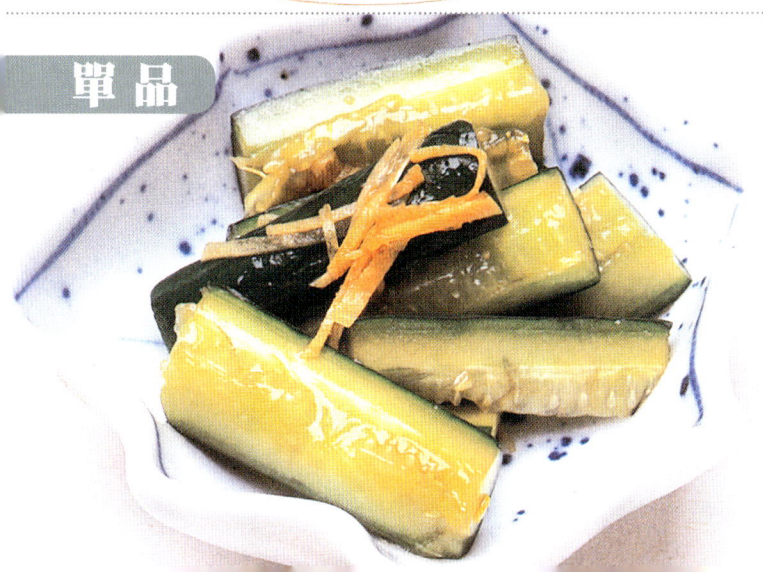

單品

醃漬小黃瓜

熱量 **10** kcal

蛋白質 **0.5** g

脂肪 **0.5** g

雞里肌炸起司捲

●材料●

起司	20 g
雞里肌肉	60 g
┌ 鹽	少許
└ 胡椒	少許
高麗菜	40 g
綠花椰	30 g
海苔	1/4 片
青紫蘇	2 片
麵粉	適量
蛋汁	適量
麵包粉	適量
油	適量
迷你番茄	1 顆

作法

① 把起司切成棒狀。
② 去除雞里肌肉的筋，在中央劃開並往左右兩側展開，接著敲打讓雞肉延展，最後輕輕灑上鹽、胡椒。
③ 高麗菜切細絲，綠花椰分成小朵後燙熟。
④ 在②的上面鋪海苔和青紫蘇，以①為芯利用製作海苔捲的方法包捲起來。
⑤ 依照順序在外面沾上麵粉、蛋汁和麵包粉，並且以170℃的熱油油炸。
⑥ 炸好後跟高麗菜、綠花椰、迷你番茄一起裝盤。

烹調小建議

● 雞里肌肉的蛋白質含量高，而且脂肪很少。
● 油炸後起司溶化更添美味，中間捲入紅蘿蔔或芹菜等細切的蔬菜也不錯。

無翅豬毛菜

●材料●

無翅豬毛菜	50 g
醬油	少許
柴魚片	少許

作法

① 把無翅豬毛菜燙熟後用冷開水冷卻，並且稍微切一下。
② 淋上醬油、灑上柴魚片後攪拌均勻即可。

烹調小建議

● 無翅豬毛菜含有豐富的鈣質、維他命A。
● 拌醋食用也非常美味。
● 無翅豬毛菜原本是海邊的野生植物，是一種可食用的野草，不過近年來市面上也開始出現人工栽種的商品。
● C型肝炎的患者也可利用白菜或高麗菜來取代。

白蘿蔔泥湯

●材料●

新鮮香菇	1 朵
魚板	1 片
高湯	2/3 杯
Ⓐ ┌ 鹽	少許
└ 醬油	少許
白蘿蔔泥	80 g
太白粉	少許
鴨兒芹	少許

作法

① 把新鮮的香菇切成薄片狀。
② 高湯加熱後，倒入①跟魚板，並以Ⓐ的調味料來調味。
③ 倒入白蘿蔔泥，等味道調整好後，倒入以水調勻的太白粉來增加濃稠度。
④ 最後灑上鴨兒芹即可。

烹調小建議

● 倒入白蘿蔔泥後，請不要過度熬煮。

主菜

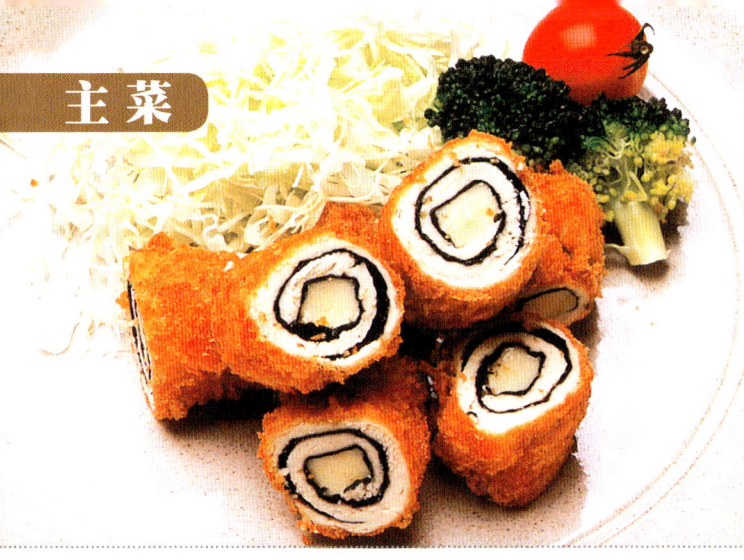

雞里肌炸起司捲

熱量	303 kcal
蛋白質	23.2 g
脂肪	17.2 g

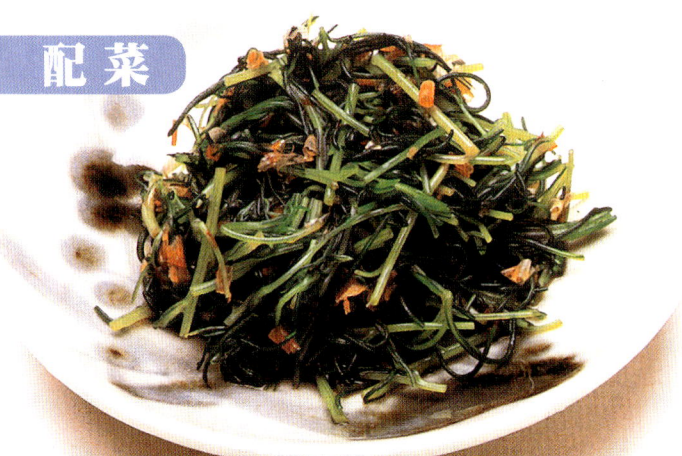

配菜

無翅豬毛菜

熱量	11 kcal
蛋白質	0.9 g
脂肪	0.1 g

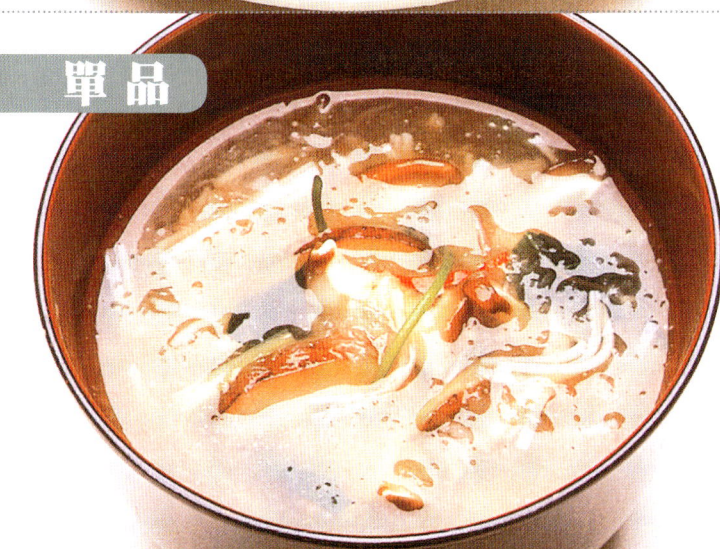

單品

白蘿蔔泥湯

熱量	38 kcal
蛋白質	2.4 g
脂肪	0.5 g

青蔥歐姆蛋

●材料●

細蔥	3 根
綠花椰	30 g
雞蛋	1.5 顆
海苔	1/4 片
┌ 鹽	少許
└ 胡椒	少許
奶油	1/2 小茶匙
沙拉油	1 小茶匙
迷你番茄	2 顆

作法

① 把細蔥切成 2cm 長。
② 綠花椰分成小朵後燙熟。
③ 雞蛋打成蛋汁，加入 ① 跟以手撕碎的海苔，灑上鹽、胡椒後攪拌均勻。
④ 沙拉油跟奶油放入平底鍋中加熱，然後倒入 ③，以筷子在鍋中畫出大的圓圈，等雞蛋半熟後開始調整成歐姆蛋的形狀。
⑤ 把歐姆蛋跟 ② 的綠花椰、迷你番茄一起裝盤。

烹調小建議

● 可加入大量的細蔥，另外加入稍微切過的芹菜也不錯。
● 蔥的綠色部分跟芹菜都含豐富鈣質、維他命 A、C 等。

番茄煮茄子

●材料●

日式茄子	1 條
培根	1/4 片
洋蔥	40 g
番茄	50 g
油	1 小茶匙
水	3 大茶匙
Ⓐ ┌ 砂糖	少許
└ 鹽	少許
起司粉	少許

作法

① 把日式茄子對切成半，並且在表皮斜切幾刀，接著再切成一半。
② 將培根切細，而洋蔥則切碎，番茄稍微粗切一下即可。
③ 在鍋中加熱油，開始炒培根和洋蔥，放入 ① 之後仔細翻炒。
④ 等茄子沾滿油後倒入番茄，繼續翻炒。
⑤ 倒入水和 Ⓐ 的調味料，煮 2～3 分鐘。
⑥ 裝盤後在上面灑起司粉。

醃高麗菜

●材料●

高麗菜	40 g
小黃瓜	10 g
薑	少許
鹽	少計

作法

① 高麗菜切成細絲狀，而小黃瓜則切成小圓片。
② 把薑切成薑絲。
③ 在 ① 的材料上灑鹽，以手稍微搓揉後靜置一會兒。
④ 要裝盤前加入薑絲並混合均勻。

烹調小建議

● 另外也可加入紫蘇籽、紫蘇葉、茗荷或鹽漬昆布等，攪拌均勻即可享用美味。

主菜

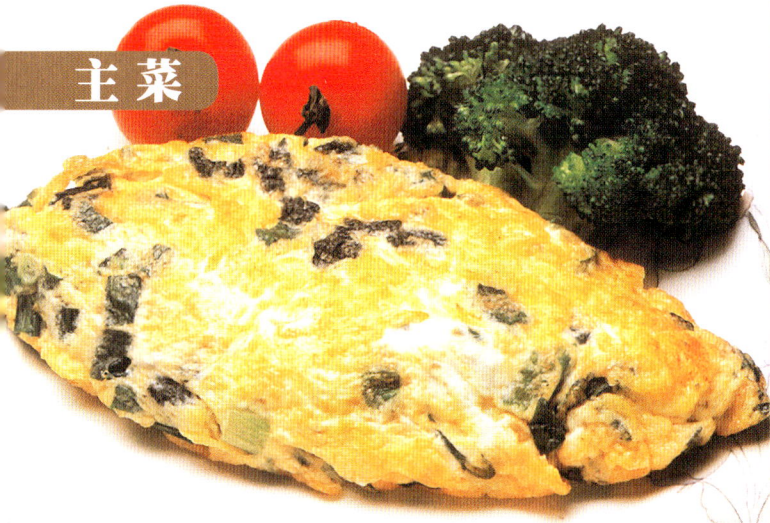

青蔥歐姆蛋

- 熱量 **184** kcal
- 蛋白質 **11.1** g
- 脂肪 **13.6** g

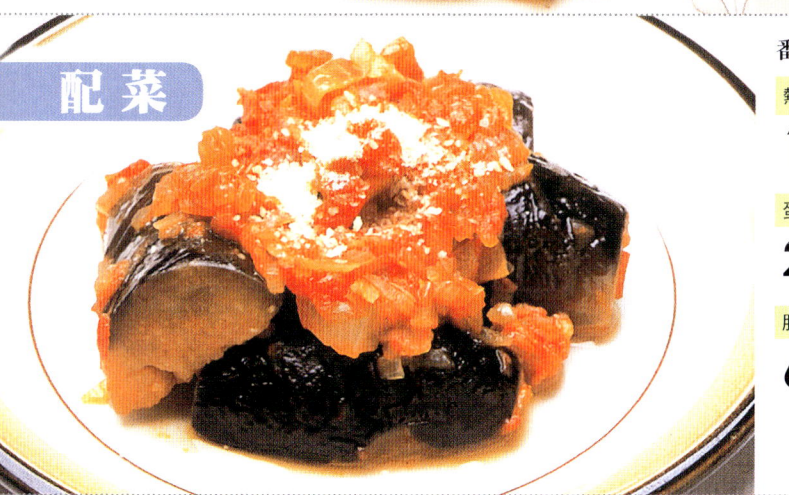

配菜

番茄煮茄子

- 熱量 **102** kcal
- 蛋白質 **2.0** g
- 脂肪 **6.6** g

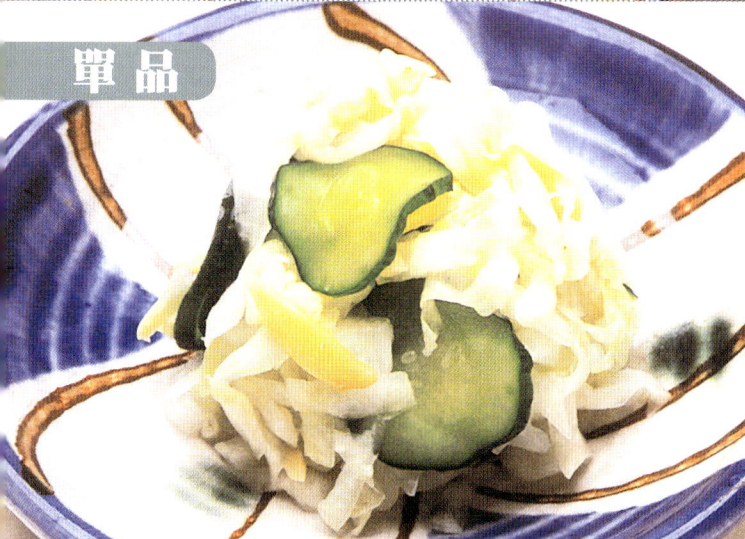

單品

醃高麗菜

- 熱量 **10** kcal
- 蛋白質 **0.6** g
- 脂肪 **0.1** g

日式照燒雞肉

● 材料 ●

雞腿肉	90 g
Ⓐ 醬油	1/2 大茶匙
酒	1/2 大茶匙
味醂	1 小茶匙
蔥	1/2 根
油	1/2 大茶匙

作法
① 把雞腿肉浸泡在 Ⓐ 的調味料中醃漬 30 分鐘左右。
② 蔥切成 3cm 長。
③ 油倒入平底鍋後加熱，把①的表面煎成焦黃色，倒入 2 大茶匙左右的水，繼續煎到湯汁收乾為止。
④ 把蔥放在網子上烤，直到表面呈焦黃為止。
⑤ 將③切成方便食用的大小，裝盤後旁邊擺放蔥即可。

烹調小建議
● 因為食材容易燒焦，加熱時請特別注意。
● 直接擺在白飯上，做成照燒雞肉飯也不錯。

奶油煮南瓜

● 材料 ●

南瓜	80 g
砂糖	1/2 大茶匙
鹽	少許
奶油	1/2 小茶匙

作法
① 把南瓜切成一口大小。
② 將南瓜和少量的水、砂糖、鹽倒入鍋中，加熱煮到南瓜變軟為止。
③ 放入奶油，然後關閉爐火。

烹調小建議
● 南瓜所含的胡蘿蔔素，跟油一起食用會更容易吸收。加入少量的奶油可增加香醇風味，烹調完成時加入即可。

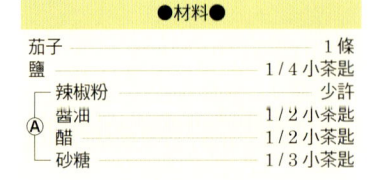

辣醃茄子

● 材料 ●

茄子	1 條
鹽	1/4 小茶匙
Ⓐ 辣椒粉	少許
醬油	1/2 小茶匙
醋	1/2 小茶匙
砂糖	1/3 小茶匙

作法
① 把茄子對切成半，接著再橫向對切，並以縱向切成 5～6mm 的厚度。沖一下冷開水後瀝乾，然後灑鹽搓揉，擰乾後靜置備用。
② 將 Ⓐ 的調味料混合均勻。
③ 把茄子跟②攪拌在一起。

烹調小建議
● 茄子的種類多達 200 種之多，不論日式或西式口味都非常適合。
● 購買時請選擇含蒂的新鮮茄子。

主菜

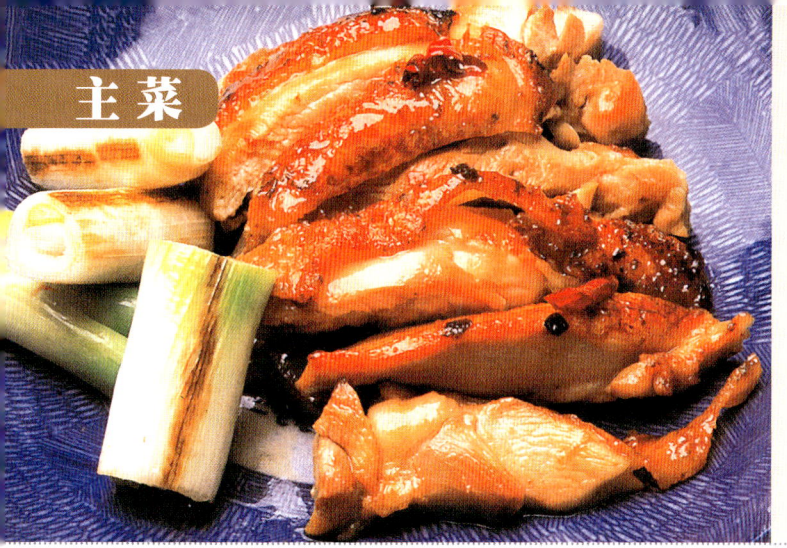

日式照燒雞肉

熱量	272 kcal
蛋白質	15.5 g
脂肪	18.6 g

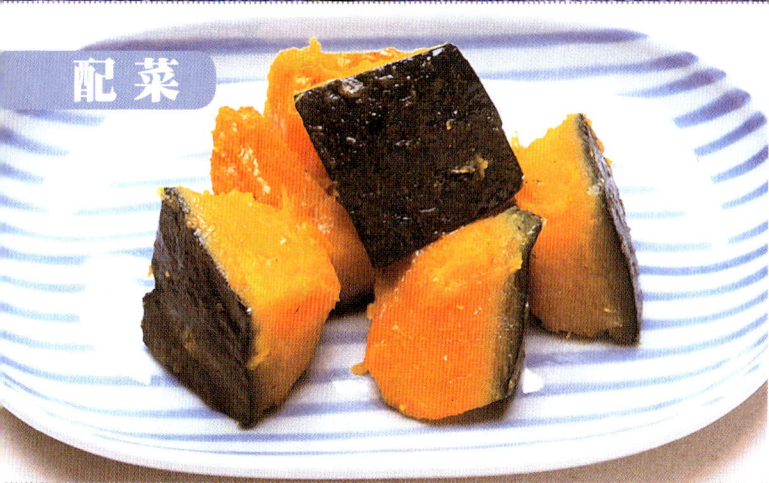

配菜

奶油煮南瓜

熱量	106 kcal
蛋白質	1.5 g
脂肪	1.8 g

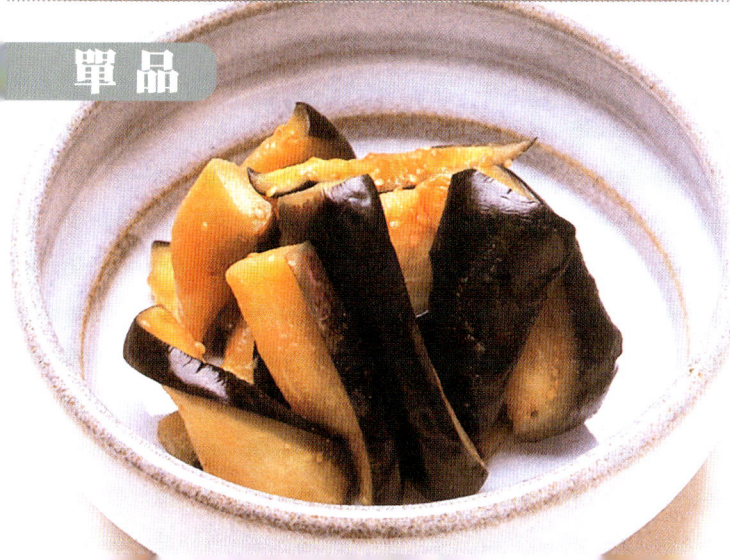

單品

辣醃茄子

熱量	17 kcal
蛋白質	0.6 g
脂肪	0.4 g

香菇肉丸

●材料●

新鮮香菇	4 朵
蘆筍	30 g
雞絞肉	50 g
Ⓐ 麵包粉	1 大茶匙
牛奶	1/2 大茶匙
蛋汁	1/4 顆
鹽	少許
胡椒	少許
麵粉	少許
油	1/2 大茶匙
檸檬	少許

作法

① 切下香菇的菌柄，去除菌柄最下方的部分，然後把整個菌柄切碎。
② 削掉蘆筍軸的表皮，接著斜切成數段。
③ 把切碎的香菇菌柄還有Ⓐ一起加入雞絞肉，灑上鹽、胡椒後仔細攪拌均勻。
④ 在香菇的菌傘內側灑上少許麵粉，然後以手擺放③，同時調整形狀。
⑤ 油倒入平底鍋後開始加熱，迅速地炒過②。
⑥ 直接以同一個平底鍋煎④，並且從有肉的那一面開始煎，接著翻面讓兩面都煎熟。
⑦ 擺盤並以檸檬片當裝飾。

烹調小建議

●香菇的菌柄不要丟棄，而是一起放入絞肉中。

青椒炒煮小魚乾

●材料●

青椒	70 g
小魚乾	8 g
油	將近 1 小茶匙
高湯	1 大茶匙
酒	1/2 大茶匙
醬油	1/2 小茶匙
砂糖	少許

作法

① 把青椒細切成絲狀。
② 油倒入鍋中加熱後開始炒①。
③ 倒入高湯、酒和小魚乾後不斷拌炒，接著倒入醬油和砂糖稍微煮一下入味。

烹調小建議

●這種方法可減少青椒的特有味道，因此比想像中更下飯。不論是吻仔魚乾或小魚乾，大部分都是以日本鯷的幼魚所製成。蒸熟後曬乾的稱為吻仔魚乾，而直接曬乾的就是俗稱的小魚乾。

涼拌鮮蔬果

●材料●

硬柿子	30 g
橘子（罐頭）	20 g
小黃瓜	10 g
Ⓐ 醋	1 小茶匙
砂糖	1/2 小茶匙
鹽	少許
高湯	小茶匙
白蘿蔔泥	50 g

作法

① 削除硬柿子的外皮，並且切成小塊狀，而小黃瓜同樣也切成小塊。
② 把Ⓐ的調味料跟高湯混合均勻。
③ 瀝乾白蘿蔔泥的水分，把①跟橘子混合在一起，並淋上②調味。

烹調小建議

●柿子是日本的代表性水果，含有豐富的維他命 C、胡蘿蔔素等，可於盛產多多食用。

134

主菜

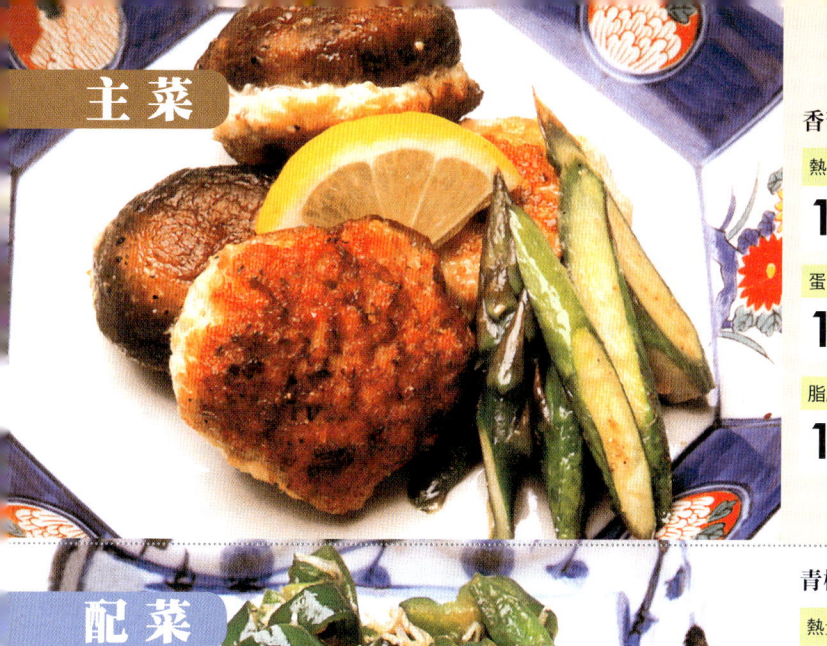

香菇肉丸

熱量 **182** kcal

蛋白質 **13.4** g

脂肪 **11.7** g

配菜

青椒炒煮小魚乾

熱量 **71** kcal

蛋白質 **3.9** g

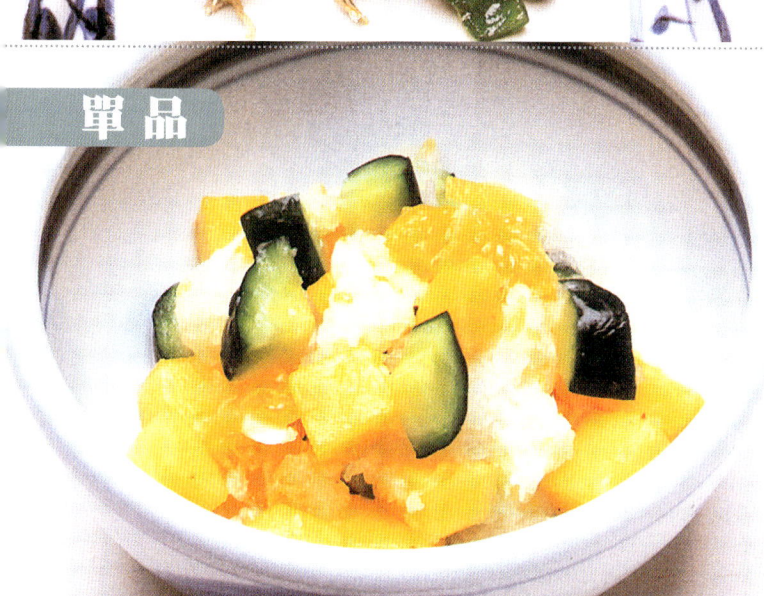

脂肪 **3.4** g

單品

涼拌鮮蔬果

熱量 **46** kcal

蛋白質 **0.6** g

脂肪 **0.1** g

滷炸鰈魚

●材料●

鰈魚	1 片
太白粉	適量
油炸用油	適量
水	1/4 杯
Ⓐ ┌ 醬油	1 小茶匙
├ 酒	1/2 大茶匙
└ 砂糖	1 小茶匙
新鮮海帶芽	10 g
白蘿蔔泥	50 g
蔥花	少許

作法
① 在鰈魚表面塗上太白粉，放入鍋中油炸。
② 把水和Ⓐ的調味料倒入鍋中加熱，沸騰時放入①迅速煮一下即裝盤。
③ 將新鮮的海帶芽放入湯汁中快速地燙一下，然後擺在②的旁邊。
④ 在鰈魚上擺放白蘿蔔泥，並且淋上湯汁。
⑤ 最後灑上蔥花即可。

烹調小建議
●鰈魚沒有什麼腥味，清淡的口味非常好吃，而且含有豐富的牛磺酸可幫助消除疲勞。鰈魚有赫氏鰈、橫濱鰈、石鰈等許多不同的種類。

涼拌白蘿蔔&蟹肉條

●材料●

白蘿蔔	80 g
鹽	1/5 小茶匙
醋	1 小茶匙
蟹肉棒	20 g
白蘿蔔葉	20 g
美奶滋	1/2 大茶匙
胡椒	少許
生菜	1 片

作法
① 把白蘿蔔切絲後灑鹽並淋上醋，入味後瀝乾水分。
② 白蘿蔔葉迅速地以熱水燙一下，然後切碎。
③ 將蟹肉棒撕成小條狀。
④ 以美奶滋混拌①、②、③，並灑上胡椒。
⑤ 在盤子上鋪一片生菜，最後擺上④即可。

烹調小建議
● 如果非常在意卡路里，也可使用無油的沙拉醬、或是卡路里減半的美奶滋等。

日式蜂斗菜

●材料●

蜂斗菜	50 g
油	1/2 小茶匙
高湯	2 大茶匙
Ⓐ ┌ 砂糖	砂糖…少許
├ 酒	1 小茶匙
└ 醬油	1/2 小茶匙
柴魚片	少許

作法
① 蜂斗菜燙熟後去除表皮，然後切成 3～4cm 長。
② 把油倒入鍋中，炒過①之後倒入高湯和Ⓐ的調味料，最後加入柴魚片稍微煮一下。

烹調小建議
●這是少數日本原產的蔬菜之一。
●蜂斗菜的花苞會在2月左右從土壤中鑽出，炒過做成味噌蜂斗菜也非常美味。
●蜂斗菜的葉子也可以在炒過後做成甘甜的日式醬油煮。

136

主菜

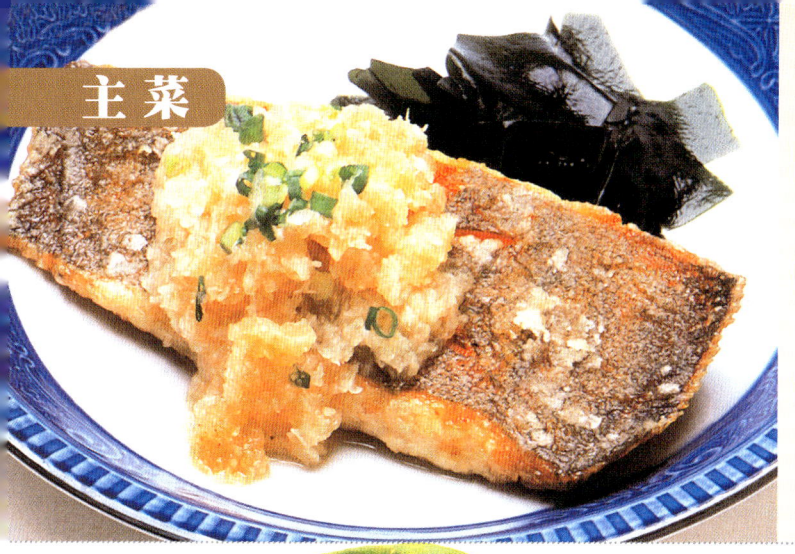

滷炸鰈魚

熱量 **151** kcal

蛋白質 **14.5** g

脂肪 **5.0** g

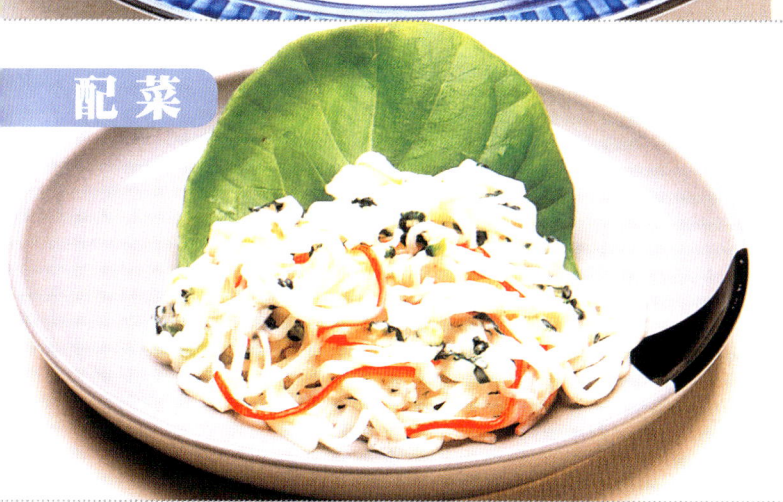

配菜

涼拌白蘿蔔＆蟹肉條

熱量 **72** kcal

蛋白質 **1.9** g

脂肪 **4.6** g

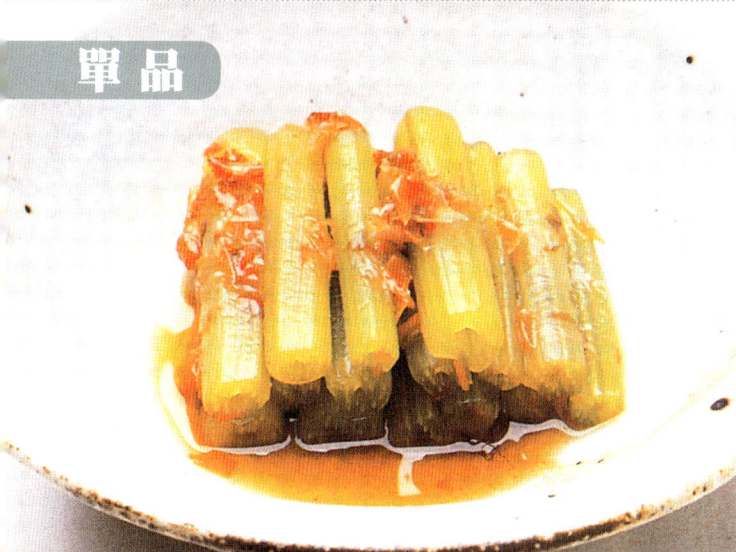

單品

日式蜂斗菜

熱量 **32** kcal

蛋白質 **0.4** g

脂肪 **2.0** g

香煎豬里肌肉佐白蘿蔔醬

●材料●

豬里肌肉	80 g
Ⓐ 鹽	少許
胡椒	少許
茄子	1/2 條
油	1 大茶匙
麵粉	適量
酒	1 小茶匙
白蘿蔔泥	50 g
蔥花	1 根
白芝麻	少許

作法

① 把豬里肌肉稍微切厚一點，並在表面灑上鹽、胡椒。
② 將茄子橫切成圓形。
③ 把一半的油倒入平底鍋中，②的兩面都煎好後裝盤。
④ 在①的表面塗上薄薄的麵粉，把剩下的油倒入平底鍋後開始雙面煎熟，然後淋上酒。完成後跟茄子一起裝盤。
⑤ 瀝乾白蘿蔔泥的水分，並且擺在豬里肌肉上，接著灑上蔥花跟白芝麻。
⑥ 淋上日式柚子醬油即可食用。

烹調小建議

●柔軟的豬里肌肉脂肪含量少，非常適合減肥時食用。此外牛里肌肉也具有相同的效果。

滷蘿蔔絲乾

●材料●

蘿蔔絲乾	10 g
紅蘿蔔	20 g
炸豆皮	1/4 片
高湯	1/2 杯
Ⓐ 砂糖	1 小茶匙
醬油	1 小茶匙
酒	1 小茶匙
鹽	少許

作法

① 將蘿蔔絲乾泡水還原，並擰乾去除水分。紅蘿蔔切成 5mm 寬的細絲狀，然後炸豆皮也切成相同的粗細。
② 把高湯和①倒入鍋中，煮沸後轉小火繼續熬煮 4～5 分鐘。
③ 加入Ⓐ的調味料，繼續煮到湯汁變少為止。

烹調小建議

●乾燥的蔬菜可將營養素濃縮，而蘿蔔絲乾含有豐富的食物纖維和鈣質。
●在氣候乾燥的冬季裡，利用削皮器將白蘿蔔削成薄片狀，曝曬幾天後就能完成風味獨具的自製蘿蔔絲乾。

烤蘆筍佐醬汁

●材料●

蘆筍	2 根
Ⓐ 醬油	1 小茶匙
醋	1/2 小茶匙

作法

① 稍微削除蘆筍接近根部的表皮。
② 放在烤網上烘烤，然後切成 3～4cm 長。
③ 把Ⓐ的調味料混合均勻，然後浸泡蘆筍。

烹調小建議

●由於蘆筍容易失去新鮮度，購買後請儘早食用。蘆筍含有蛋白質和天冬醯胺等成分。

主菜

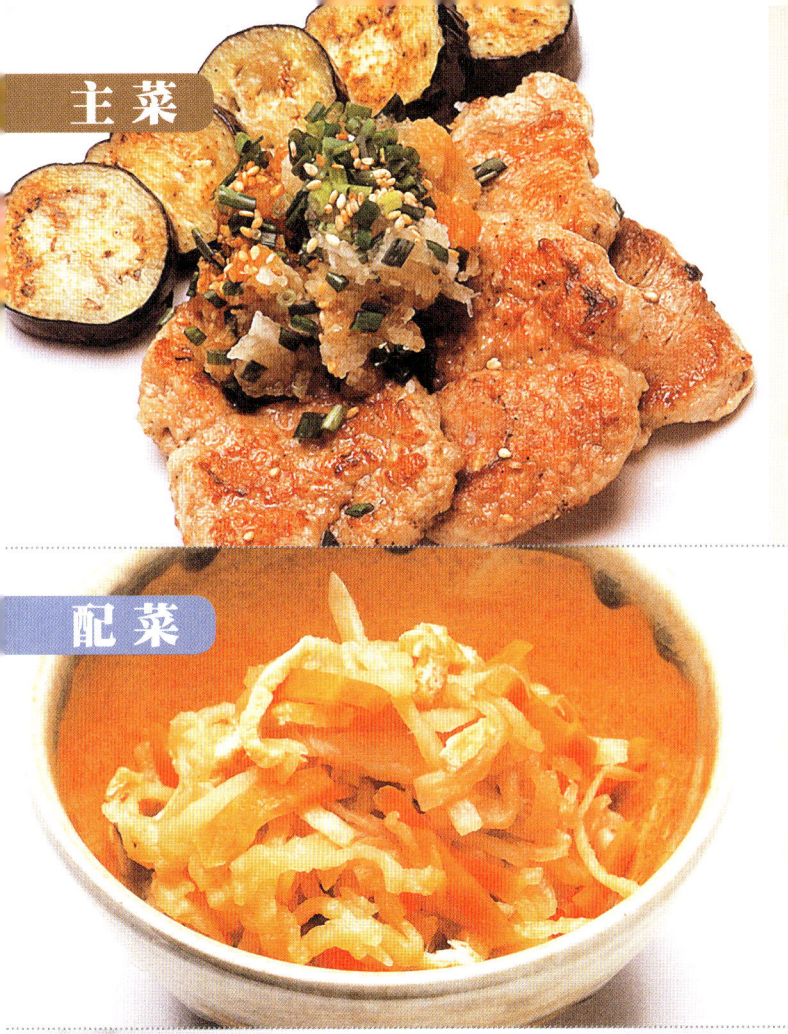

香煎豬里肌肉佐白蘿蔔醬

熱量 **239** kcal

蛋白質 **20.3** g

脂肪 **13.6** g

配菜

滷蘿蔔絲乾

熱量 **72** kcal

蛋白質 **2.2** g

脂肪 **2.5** g

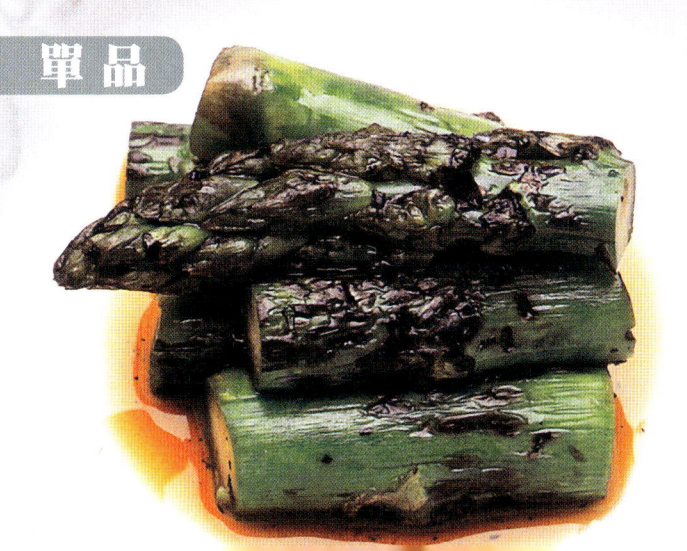

單品

烤蘆筍佐醬汁

熱量 **9** kcal

蛋白質 **1.0** g

脂肪 **0** g

骰子牛排

● 材料 ●

牛里肌肉	70 g
蒟蒻	50 g
油	1/2 大茶匙
┌ 醬油	1 小茶匙
Ⓐ 味醂	1 小茶匙
└ 酒	2 小茶匙
馬鈴薯	1/2 顆
迷你番茄	2 顆
荷蘭芹	少許

作法

① 把牛肉切成塊狀，灑上鹽、胡椒。
② 將蒟蒻切成 5mm 厚，以菜刀在中央劃一道，然後把其中一端從劃開的地方塞入，做出捲曲的紋路。
③ 在鍋中熱好油後開始翻炒①，接著裝盤。
④ 再倒點油進鍋中，並且炒蒟蒻，隨後將Ⓐ的調味料倒入鍋裡，炒煮入味。
⑤ 馬鈴薯切成一口大小，煮熟後做成乾炒馬鈴薯。
⑥ 把牛排跟乾炒馬鈴薯、迷你番茄一起裝盤，最後灑上荷蘭芹。

烹調小建議

● 市面上也有販售已經切成小塊狀的牛肉，不過要注意避免買到摻有豬油的人造加工肉排。

檸檬風味蒸煮高麗菜

● 材料 ●

高麗菜	100 g
培根	1/2 片
紅蘿蔔	10 g
油	將近 1 小茶匙
湯	1/4 杯
白酒	1 大茶匙
月桂葉	少許
┌ 鹽	少許
└ 胡椒	少許
檸檬汁	適量
荷蘭芹（切碎）	少許

作法

① 把高麗菜切成適當的大小，而培根則切成 1cm 寬，紅蘿蔔切成短的長條形。
② 在熱好油的鍋中依序炒培根、紅蘿蔔跟高麗菜。倒入湯和白酒、月桂葉後，一直煮到所有材料熟軟為止。灑上鹽、胡椒來調味。
③ 裝盤後淋上檸檬汁，並灑上荷蘭芹。

烹調小建議

● 這道菜是以蒸煮的方式製作，在蔬菜當中加入火腿或培根，加上湯汁後蒸煮。
● 可試著加入洋蔥、芹菜、紅蘿蔔或蕪菁等各種不同的蔬菜，亦有不同的口味。

葡萄乾紅蘿蔔沙拉

● 材料 ●

紅蘿蔔	30 g
葡萄乾	4～5 顆
┌ 鹽	少許
Ⓐ 胡椒	少許
醋	1/2 小茶匙
└ 沙拉油	1/2 小茶匙
荷蘭芹（切碎）	少許

作法

① 把紅蘿蔔切絲。
② 以保鮮膜包住①和葡萄乾，放入微波爐內加熱。
③ 倒入Ⓐ的調味料攪拌均勻。
④ 裝盤後灑上荷蘭芹。

烹調小建議

● 若以鄉村起司來拌紅蘿蔔，不僅外觀漂亮且非常美味。
● 紅蘿蔔可產生甜味，是非常可口下飯的食材。

140

主菜

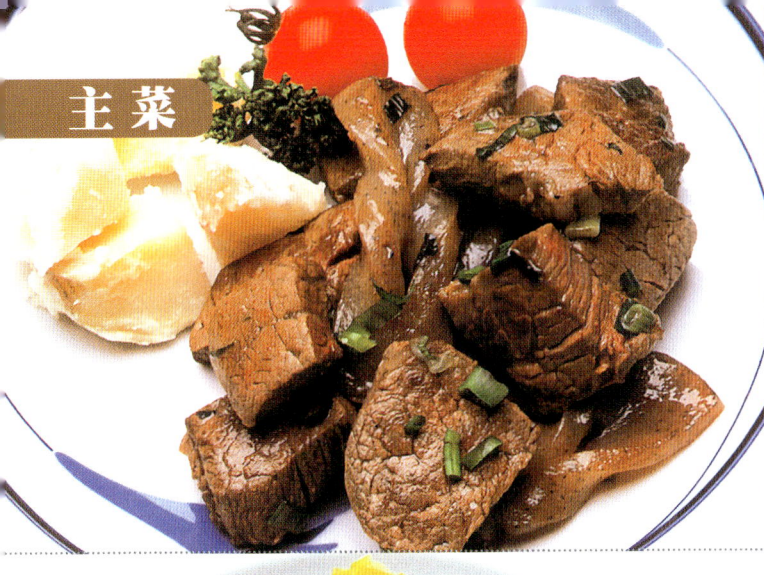

骰子牛排

熱量	**238** kcal
蛋白質	**14.4** g
脂肪	**13.5** g

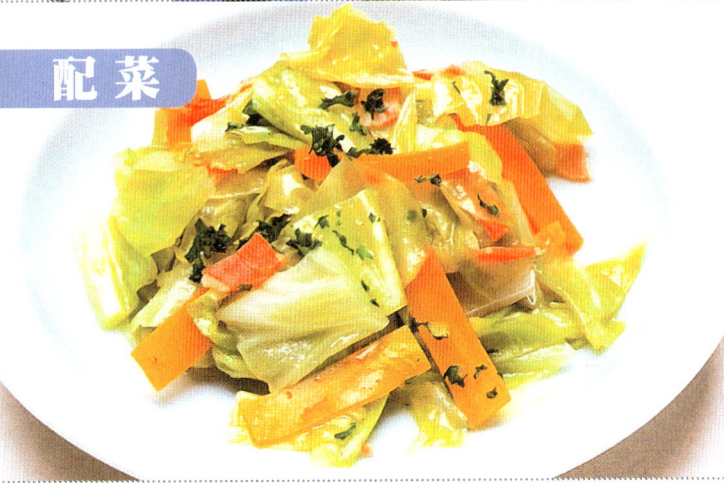

配菜

檸檬風味蒸煮高麗菜

熱量	**88** kcal
蛋白質	**2.0** g
脂肪	**5.2** g

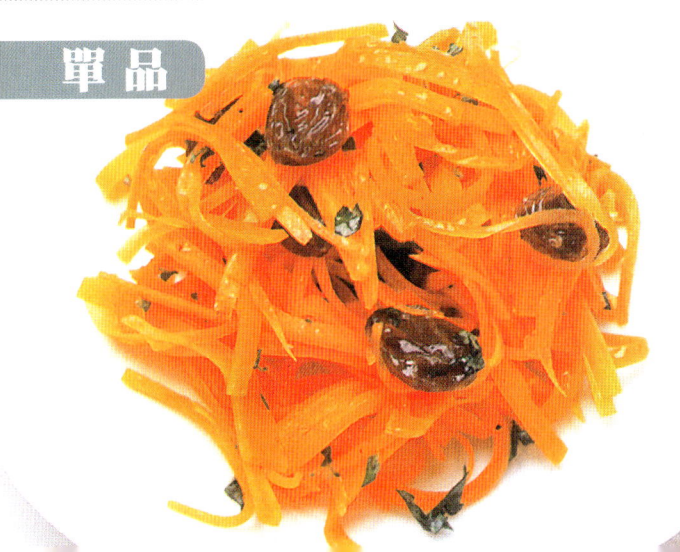

單品

葡萄乾紅蘿蔔沙拉

熱量	**36** kcal
蛋白質	**0.4** g
脂肪	**2.0** g

茄子炒肉丸

● 材料 ●

豬絞肉	60 g
洋蔥	切碎 50 g
A ┌ 麵包粉	1 大茶匙
└ 牛奶	1 大茶匙
鹽	少許
胡椒	少許
茄子	60 g
紅甜椒	30 g
沙拉油	1 大茶匙
B ┌ 高湯	1 大茶匙
│ 酒	1 大茶匙
│ 砂糖	1 小茶匙
└ 醬油	1/2 大茶匙
太白粉	1 小茶匙

作法

① 洋蔥切碎後以保鮮膜包覆，在微波爐內加熱約 1 分鐘。
② 豬絞肉跟①、Ⓐ、鹽、胡椒仔細混合均勻，然後做成梅乾大小的肉丸。
③ 把茄子對切成半，然後再斜切成 1cm 寬，泡水去除雜質。紅甜椒切成細的長條狀。
④ 在平底鍋內熱油，一邊炒①同時不斷翻面。接著炒茄子跟紅甜椒。
⑤ 加入 Ⓑ 的調味料，等所有的食材都煮熟後，倒入以水調勻的太白粉勾芡即可食用。

烹調小建議

● 混合食材時請仔細揉捏絞肉。

醃漬辣芹菜

● 材料 ●

芹菜	40 g
A ┌ 醋	1 小茶匙
│ 醬油	1/2 小茶匙
│ 砂糖	少許
│ 豆瓣醬	少許
└ 芝麻油	少許
薑絲	少許

作法

① 去除芹菜表面的硬絲，然後切成小棒狀，以熱水燙熟。
② 將Ⓐ的調味料攪拌均勻。
③ 把①跟薑絲、②的調味料混合均勻。

烹調小建議

● 也可以直接微波加熱，然後再浸泡在醬汁裡。
● 加入紅蘿蔔可讓色彩更鮮艷，或是利用小黃瓜、青椒等不同食材做出豐富的變化。

紅白雙色蘿蔔

● 材料 ●

白蘿蔔	50 g
紅蘿蔔	5 g
鹽	少許
A ┌ 醋	1/2 大茶匙
│ 砂糖	1/2 小茶匙
│ 鹽	少許
└ 水	1 小茶匙
芝麻粉	少許

作法

① 把白蘿蔔跟紅蘿蔔切成細絲狀。
② 灑上鹽，等入味後用力擰乾水分。
③ 混合Ⓐ的調味料。
④ 把③的調味料倒入②，攪拌均勻後裝盤，最後灑上一點芝麻粉即可。

烹調小建議

● 醃漬新鮮蔬菜是日本年節的代表性食物，以醋醃漬過後吃起來清脆爽口，是一種非常好的食物。

主菜

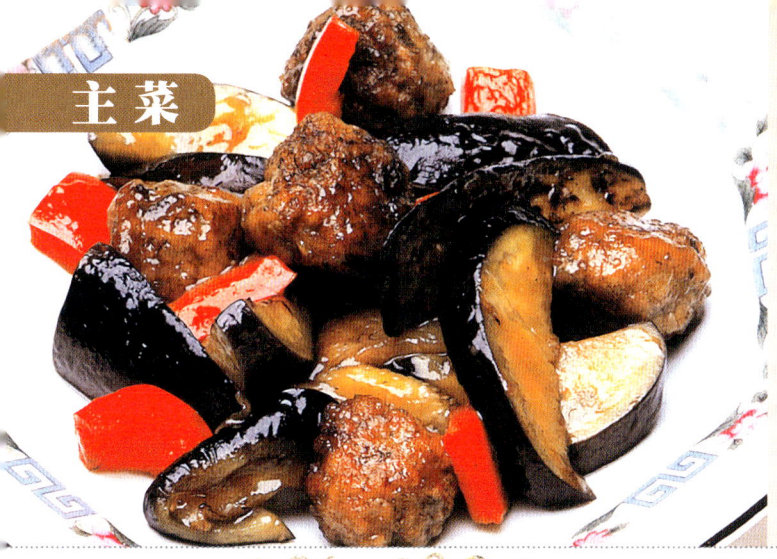

茄子炒肉丸

熱量 **367** kcal

蛋白質 **14.3** g

脂肪 **13.8** g

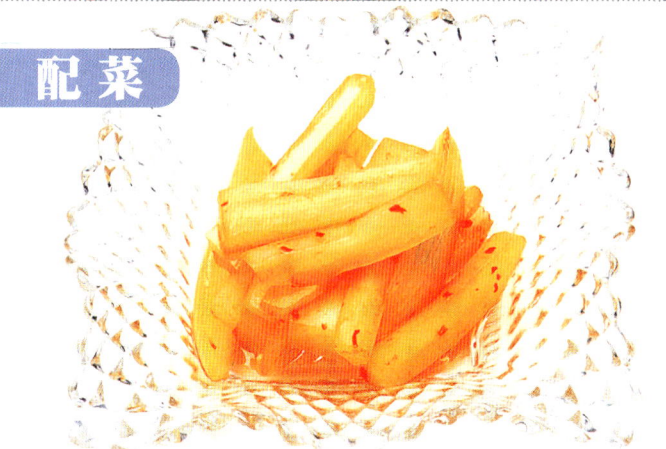

配菜

醃漬辣芹菜

熱量 **26** kcal

蛋白質 **0.8** g

脂肪 **1.0** g

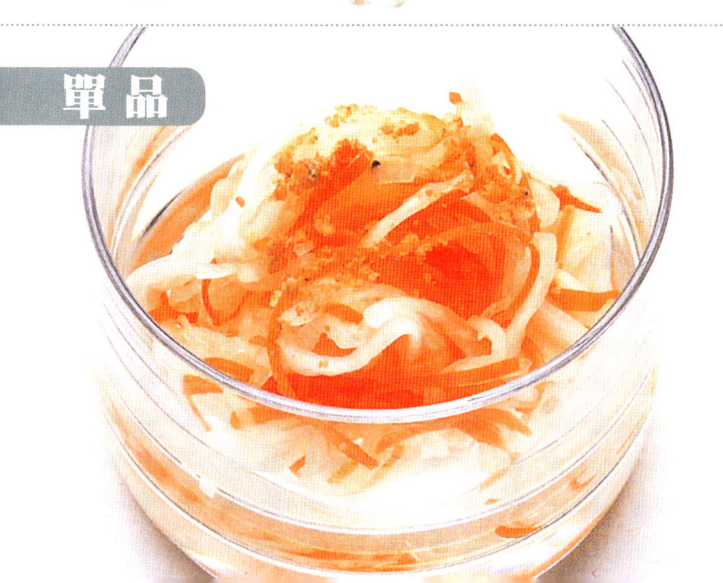

單品

紅白雙色蘿蔔

熱量 **19** kcal

蛋白質 **0.3** g

脂肪 **0.1** g

味噌煮鯖魚

●材料●

鯖魚	1 片
水	1/4 杯
Ⓐ 醬油	1/2 大茶匙
酒	1/2 大茶匙
砂糖	2 小茶匙
薑（切薄片）	少許
味噌	10 g
薑絲	少許

作法

① 把水跟Ⓐ的調味料倒入鍋中，接著放入切成薄片的薑開始加熱。
② 讓鯖魚的皮朝上放入①的鍋子裡，煮開後轉為小火，蓋上一張錫箔紙煮 10 分鐘。
③ 加入味噌，繼續熬煮 4～5 分鐘。
④ 裝盤並淋上熬煮的醬汁，擺上薑絲即可。

烹調小建議

● 這是日本的一般日常料理，適合用來烹煮竹莢魚、沙丁魚等背部為藍色的魚類。加入薑可幫助消除魚腥味。
● 料理的最後再加入味噌，可保留風味。

青江菜煮鴻喜菇

●材料●

青江菜	80 g
鴻喜菇	20 g
高湯	2 大茶匙
Ⓐ 醬油	2 小茶匙
酒	2 小茶匙

作法

① 稍微燙一下青江菜，然後切成 3～4cm 長，輕輕擰乾水分。
② 把鴻喜菇分成小朵。
③ 把Ⓐ的調味料倒入高湯中，煮沸後加入鴻喜菇。再次煮沸時加入①，稍微煮一下即可。

烹調小建議

● 青江菜的根部要確實清洗。燙青江菜時不要煮太熟，以保留清脆的口感。
● 也可利用香菇或金針菇來取代鴻喜菇。

山藥秋葵

●材料●

山藥	50 g
秋葵	1 根
海苔（細切）	少許

作法

① 山藥去皮後淋一下醋水，放入塑膠袋中，以擀麵棍敲碎。
② 秋葵以熱水燙過，切成小塊。
③ 把①跟②混合均勻後裝盤，灑上海苔，也可依個人喜好淋上日式柚子醬油等醬料來食用。

烹調小建議

● 家山藥的水分含量比薄葉野山藥多，可直接以刀背敲碎，直接切絲也不錯。

主菜

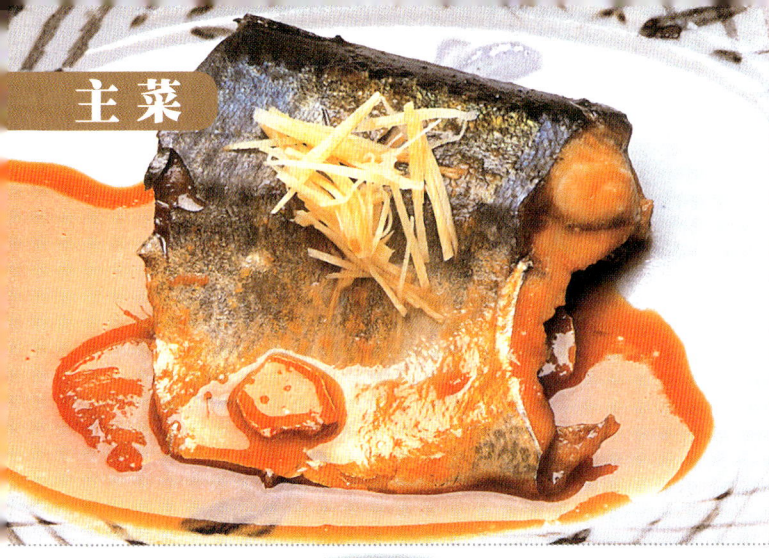

味噌煮鯖魚

熱量	227 kcal
蛋白質	18.6 g
脂肪	10.3 g

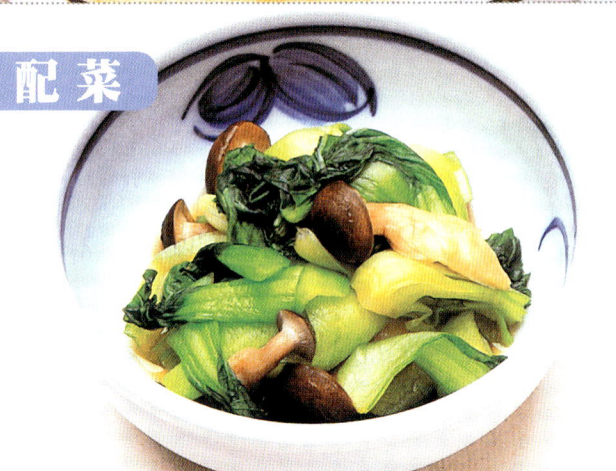

配菜

青江菜煮鴻喜菇

熱量	18 kcal
蛋白質	1.6 g
脂肪	0.2 g

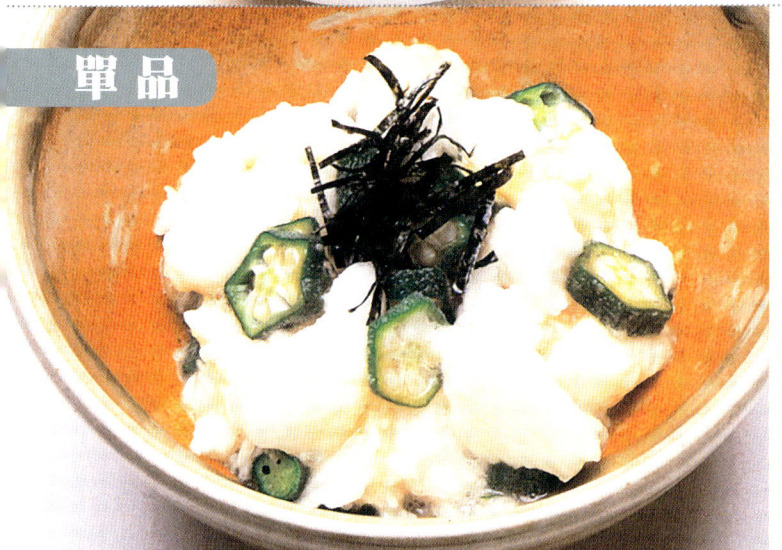

單品

山藥秋葵

熱量	53 kcal
蛋白質	2.5 g
脂肪	1.4 g

豬肉鐵板燒

●材料●

豬背肉		80 g
A	醬油	1/2 大茶匙
	酒	1 小茶匙
	砂糖	1/2 小茶匙
	芝麻粉	少許
青椒		1 顆
油		1/2 大茶匙

作法
① 把豬肉浸泡在Ⓐ的調味料中醃漬。
② 去除青椒的種子，切成四塊。
③ 在平底鍋中倒油加熱，迅速炒一下青椒並裝盤。
④ 在鍋中加一點油後放入①，以大火炒熟。
⑤ 把③跟④一起裝盤。

烹調小建議
● 也可使用雞肉來料理。
● 鐵板燒是過去日本的農夫在耕種時，捕捉野鳥放在鋤頭上烤來吃，因此一般都會使用雞肉等家禽類來料理。

凍豆腐佐蔬菜

●材料●

凍豆腐		1 塊
高湯		2/3 杯
A	砂糖	1 大匙
	鹽	1/4 小茶匙
	醬油	少許
紅蘿蔔		30 g
高湯		3 大匙
B	砂糖	2/3 小茶匙
	鹽	少許
	醬油、酒	各少許
四季豆		25 g
高湯		2 大匙
C	砂糖、鹽	各少許
	醬油	少許

作法
① 凍豆腐泡熱水復原，然後確實瀝出豆腐內的水分。
② 把Ⓐ的調味料倒入高湯後加熱，煮開後放入①，並且一直煮到湯汁收乾為止。
③ 紅蘿蔔切成 6～7mm 厚的圓形，把Ⓑ的調味料倒入高湯後開始煮紅蘿蔔。
④ 四季豆以鹽水燙熟，切成 4cm 長，把Ⓒ的調味料倒入高湯後開始煮四季豆。
⑤ 把②、③、④一起裝盤。

烹調小建議
● 除凍豆腐外，也可使用油豆腐或飛龍頭豆腐等來取代。
● C 型肝炎的患者可將凍豆腐改為竹輪等食材。

梅乾蕪菁

●材料●

蕪菁	40 g
蕪菁葉	10 g
鹽	少許
梅乾肉	5 g
柴魚片	少許

作法
① 把蕪菁切成薄片，而蕪菁葉則以熱水燙熟後細切成絲。
② 在①上灑鹽並靜置一會兒，接著擰乾水分。
③ 將梅乾肉和柴魚片灑在②上攪拌均勻。

烹調小建議
● 請注意梅乾的鹽分含量。另外也可依季節不同來改成土當歸、小黃瓜、蓮藕或百合根等各種食材。

146

主菜

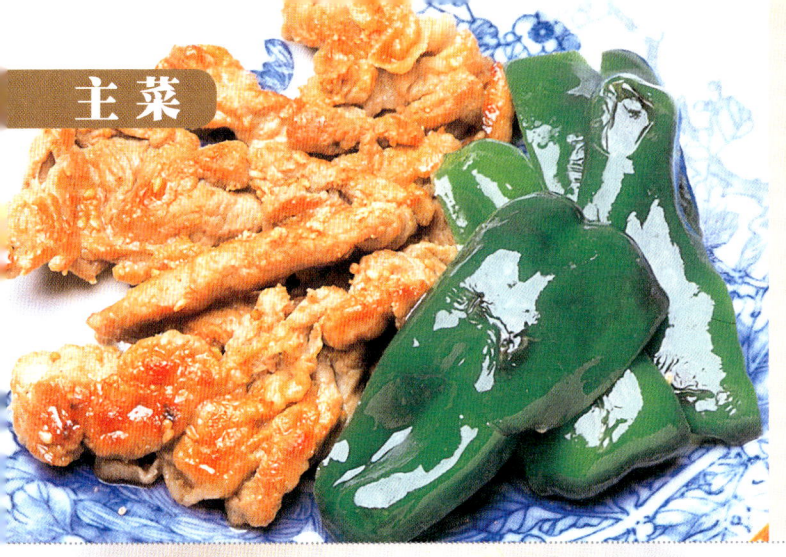

豬肉鐵板燒

熱量 **222** kcal

蛋白質 **18.3** g

脂肪 **12.6** g

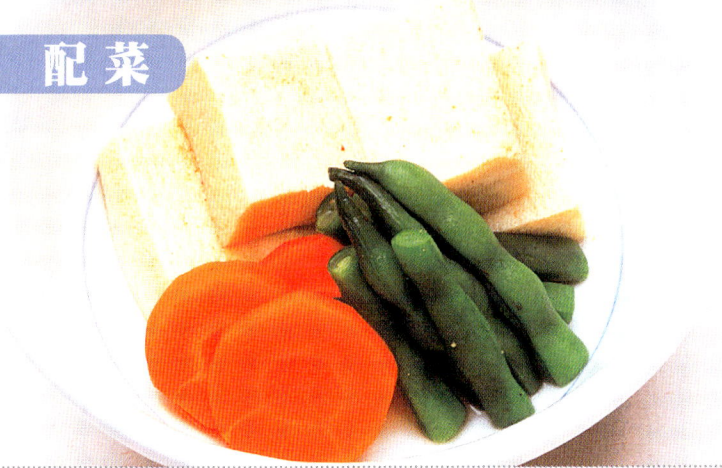

配菜

凍豆腐佐蔬菜

熱量 **128** kcal

蛋白質 **5.7** g

脂肪 **4.3** g

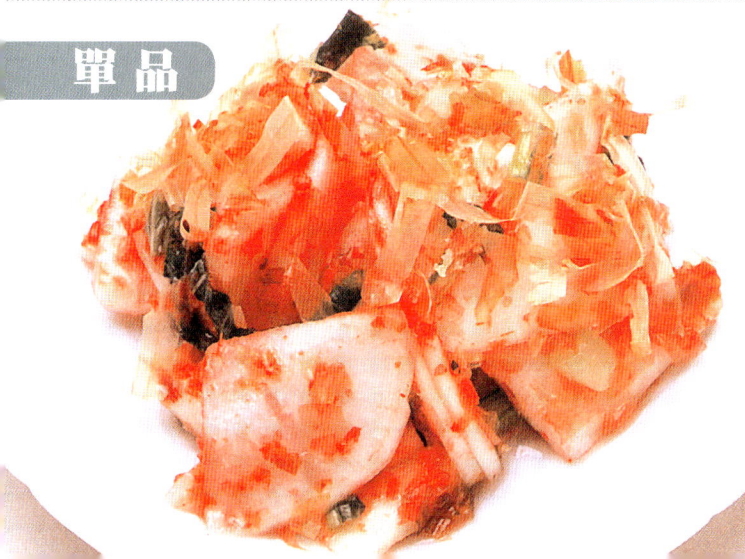

單品

梅乾蕪菁

熱量 **15** kcal

蛋白質 **0.4** g

脂肪 **0** g

鰻魚雞蛋捲

● 材料 ●

烤鰻魚	25 g
雞蛋	1 顆
高湯	2 大茶匙
Ⓐ 砂糖	1 大茶匙
醬油	1/2 小茶匙
鹽	少許
油	1/2 小茶匙
綠花椰	30 g

作法
① 把蛋打成蛋汁,倒入高湯和Ⓐ的調味料後攪拌均勻。
② 將油倒入日式長方形煎蛋鍋中,確實加熱,然後擦掉鍋子裡的油。
③ 把 1/3 的蛋汁倒入鍋中,等蛋汁半熟後將烤鰻魚放在鍋中靠近把手的一邊,並且以蛋皮包捲起來。
④ 把蛋捲移到靠近把手的一邊,在空出來的鍋內塗油,倒入另外 1/3 的蛋汁,以同樣方式將蛋皮包捲後移到靠近把手的一邊。依照相同的方法倒入最後 1/3 的蛋汁並包捲。
⑤ 利用製作壽司的竹捲簾包住蛋捲,並調整外形。
⑥ 冷卻後切成小塊,跟水煮的綠花椰一起裝盤。

烹調小建議
● 鰻魚跟豬肝是屬於補充精力的代表性食物,含有豐富脂肪、維他命。養殖鰻魚價格較低廉,不花大錢也能輕鬆享用,不妨讓自己偶爾嘗試看看。在歐洲會以整段切開的方式來烹調。

五目豆腐羹

● 材料 ●

豆腐(木綿)	70 g
豬腿肉	20 g
紅蘿蔔	10 g
蔥	10 g
油	1 小茶匙
高湯	1/2 杯
Ⓐ 砂糖	1/2 小茶匙
鹽	少許
醬油	1 小茶匙
豆芽菜	20 g
鴻喜菇	10 g
太白粉	1/2 小茶匙

作法
① 把豬肉切成細絲狀,而紅蘿蔔也同樣切絲,蔥則斜切成細長條形。
② 在鍋中炒豬肉,等肉變白就放入紅蘿蔔一起炒,接著倒入高湯煮到沸騰。
③ 把Ⓐ倒入鍋中調味,然後倒入剩餘的其他食材,煮沸後再次調味,並倒入以水調勻的太白粉來勾芡。
④ 把③倒在加熱過的豆腐上。

烹調小建議
● 在吃膩燙豆腐或涼拌豆腐時,不妨試試這道菜。
● 充滿蔬菜的羹湯,即使沒有食慾時也能輕鬆享用。可依個人喜好加入其他蔬菜,或是直接使用冰箱裡的現有食材。

韓式涼拌茼蒿

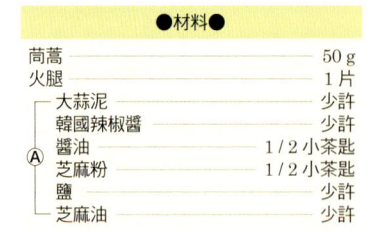

● 材料 ●

茼蒿	50 g
火腿	1 片
Ⓐ 大蒜泥	少許
韓國辣椒醬	少許
醬油	1/2 小茶匙
芝麻粉	1/2 小茶匙
鹽	少許
芝麻油	少許

作法
① 茼蒿燙熟後切成 3cm 長。
② 火腿切成 7mm 的短長方形。
③ 把Ⓐ的調味料混合,然後跟①、②攪拌均勻即可。

烹調小建議
● 這道涼拌菜是韓國的傳統料理,可自由替換成菠菜、豆芽菜、白蘿蔔、小黃瓜或紫萁等其他的蔬菜。
● C 型肝炎的病患可將茼蒿改成高麗菜。

主菜

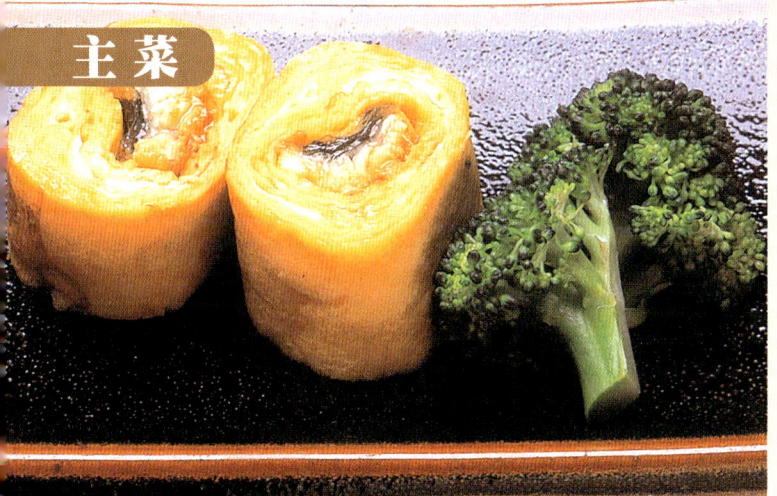

鰻魚雞蛋捲

熱量 **201** kcal

蛋白質 **13.2** g

脂肪 **12.1** g

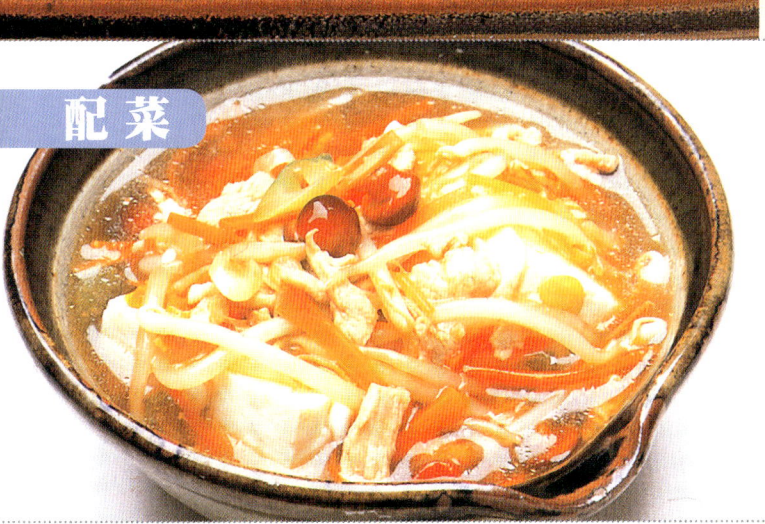

配菜

五目豆腐羹

熱量 **143** kcal

蛋白質 **10.0** g

脂肪 **8.1** g

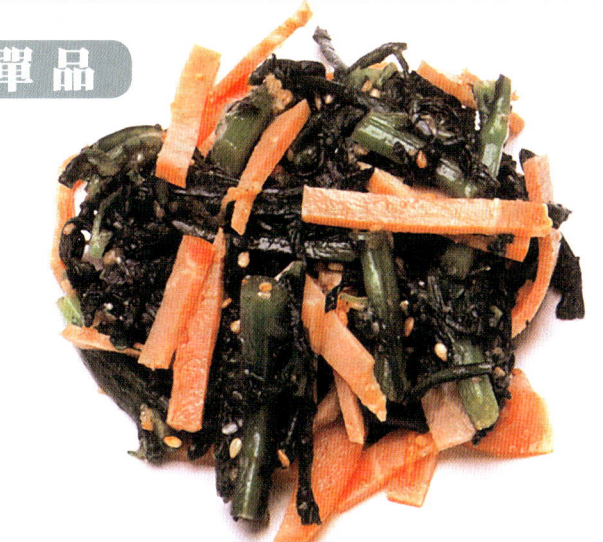

單品

韓式涼拌茼蒿

熱量 **52** kcal

蛋白質 **4.3** g

脂肪 **2.5** g

雞肉煮芋頭

●材料●

雞肉（連骨切大塊）	150 g
A 醬油	1/2 大茶匙
酒	1 大茶匙
蔥花	1/2 大茶匙
薑	少許
芋頭	100 g
油	1/2 大茶匙
水	1/2 杯
酒	1 大茶匙
砂糖	1/2 大茶匙
醬油	1 大茶匙

作法

① 把Ⓐ的調味料淋在雞肉上並攪拌均勻。
② 蔥與薑切碎。芋頭去皮後切成方便食用的大小。
③ 把油、蔥跟薑一起倒入鍋中，點火開始炒①的雞肉。
④ 等雞肉的表面變白，倒入芋頭繼續炒。
⑤ 將水和酒倒入④，煮 7～8 分鐘後加入砂糖。繼續煮 5～6 分鐘後倒入醬油。
⑥ 一直煮到湯汁變少、芋頭變軟為止。

烹調小建議

● 熱炒的方式可去除芋頭的黏滑感。這種黏滑成分是來自名為半乳聚糖的碳水化合物跟蛋白質結合所產生，據說具有活化腦細胞的作用。

茄子拌芝麻四季豆

●材料●

四季豆	40 g
茄子	1/2 條
芝麻粉	1/2 大茶匙
醬油	1 小茶匙
A 砂糖	1/2 小茶匙
酒	少許

作法

① 四季豆以熱水燙到熟綠，並切成 3～4cm 長。
② 茄子放入微波爐內加熱，然後斜向切片。淋上少許的醬油稍微醃一下。
③ 把芝麻粉倒入Ⓐ的調味料攪拌均勻，然後跟①、②混合即可。

烹調小建議

● 食用前再拌勻，以免變得湯湯水水的。
● 不論是黑芝麻或白芝麻都擁有相同的營養價值，芝麻含有維他命類、優質的脂肪，是出家人維持身體健康不可或缺的食材。

柴魚片秋葵

●材料●

秋葵	2 根
柴魚片	少許
醬油	1/2 小茶匙

作法

① 秋葵以熱水燙熟後切除蒂的部分，然後斜向切塊。
② 把柴魚片、醬油跟①混合均勻。

烹調小建議

● 秋葵又被稱為「角豆」，水煮後會產生黏滑汁液。敲碎後加入湯品也不錯。

主菜

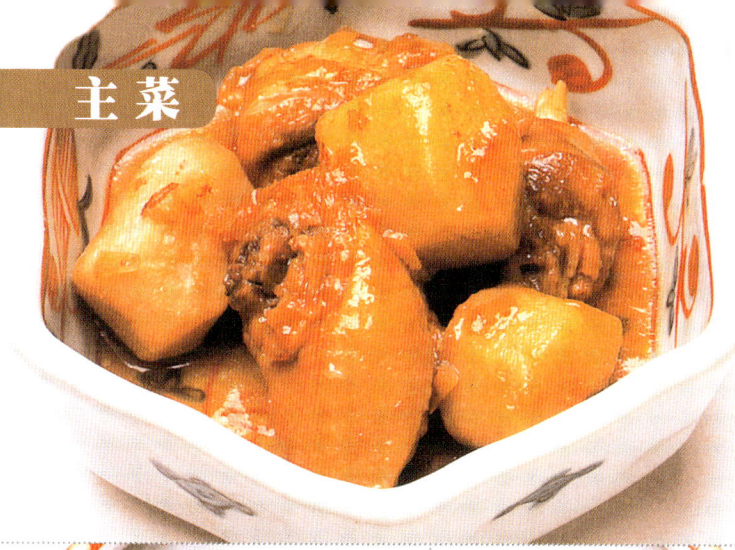

雞肉煮芋頭

熱量
248 kcal

蛋白質
16.8 g

脂肪
17.3 g

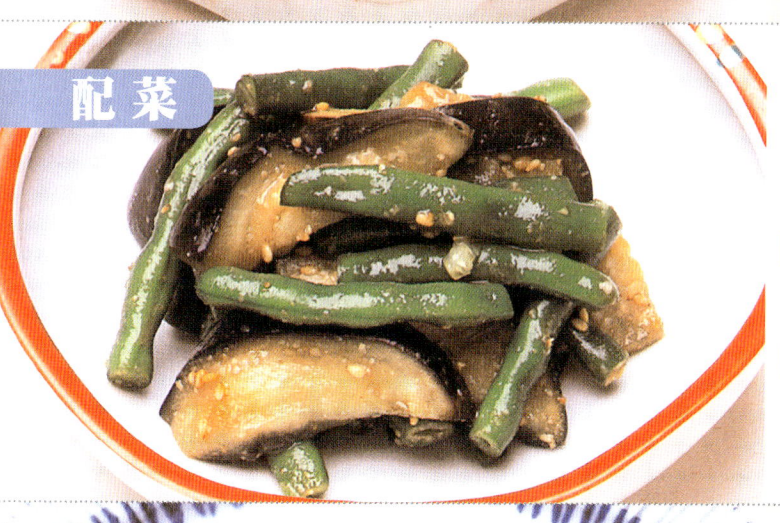

配菜

茄子拌芝麻四季豆

熱量
57 kcal

蛋白質
2.2 g

脂肪
6.7 g

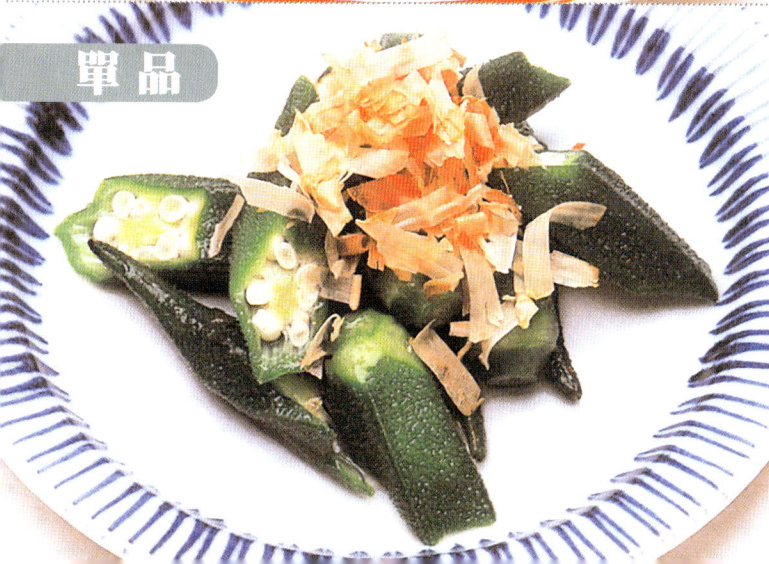

單品

柴魚片秋葵

熱量
11 kcal

蛋白質
0.9 g

脂肪
0.1 g

炸煮雞肉&茄子

●材料●

雞腿肉	80 g
Ⓐ 鹽	少許
酒	1 小茶匙
茄子	1/2 條
青椒	1 顆
太白粉	1/2 大茶匙
油炸用油	適量
Ⓑ 醬油	1 小茶匙
砂糖	1/2 小茶匙
韓國辣椒醬	少許
酒	1/2 大茶匙
水	2 大茶匙
薑汁	少許
檸檬	1 片

作法

① 把雞肉切成一口大小，並且淋上Ⓐ的調味料。
② 茄子切成四塊，青椒對切後去籽，然後再對切成半。
③ 把茄子跟青椒放入鍋中油炸，而①的雞肉則先裹上太白粉後再油炸。
④ Ⓑ的調味料倒入水中煮至沸騰，加入③之後迅速煮一下，最後加入醬油。
⑤ 裝盤後旁邊擺一片檸檬即可。

烹調小建議

● 食用時淋上檸檬汁，可以解油膩並帶來清爽的風味。這是韓式的料理，非常下飯。

酸甜粉絲

●材料●

粉絲	10 g
小黃瓜	1/4 根
番茄	1/4 顆
Ⓐ 醋	1/2 大茶匙
砂糖	1/2 小茶匙
醬油	1/2 小茶匙
鹽	少許
芝麻油	1 小茶匙
炒蛋	1/4 顆的量

作法

① 把粉絲浸泡在溫水中還原，煮 2～3 分鐘後沖冷開水冷卻，並且切成 3～4 段。
② 小黃瓜切成細絲狀，番茄則稍微切碎即可。
③ 將Ⓐ的調味料跟芝麻油混合均勻。
④ 在粉絲上擺放②跟炒蛋，最後淋上③。

烹調小建議

● 把蛋汁煎成薄蛋皮也可以，煎好的薄蛋皮可以冷凍保存，方便隨時解凍後使用。

黃金珍珠菇佐白蘿蔔泥

●材料●

黃金珍珠菇	40 g
白蘿蔔泥	40 g
日式柚子醬油	適量

作法

① 把黃金珍珠菇迅速以水沖洗乾淨。
② 瀝乾白蘿蔔泥的水分。
③ 將①跟②混合在一起，可依個人喜好淋上日式柚子醬油等來食用。

烹調小建議

● 要享用之前再磨白蘿蔔泥比較好。

主菜

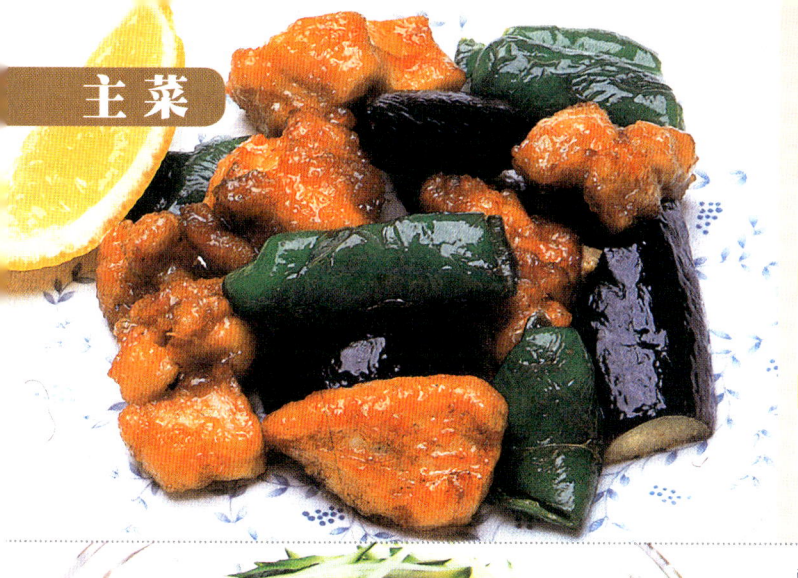

炸煮雞肉＆茄子

熱量 **250** kcal

蛋白質 **14.2** g

脂肪 **15.9** g

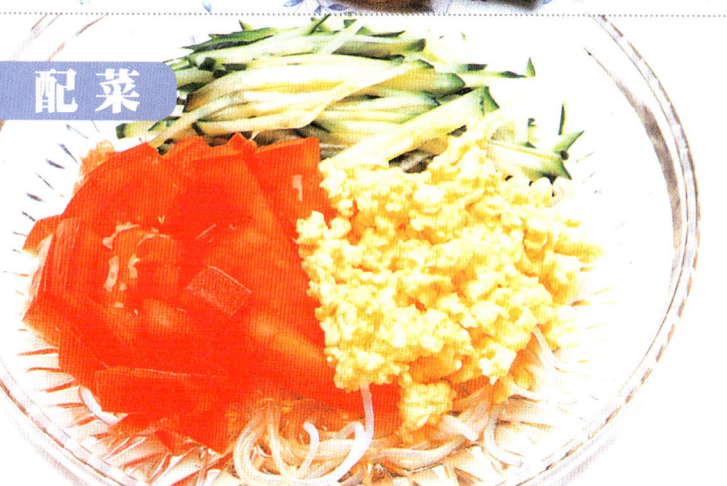

配菜

酸甜粉絲

熱量 **72** kcal

蛋白質 **2.0** g

脂肪 **1.3** g

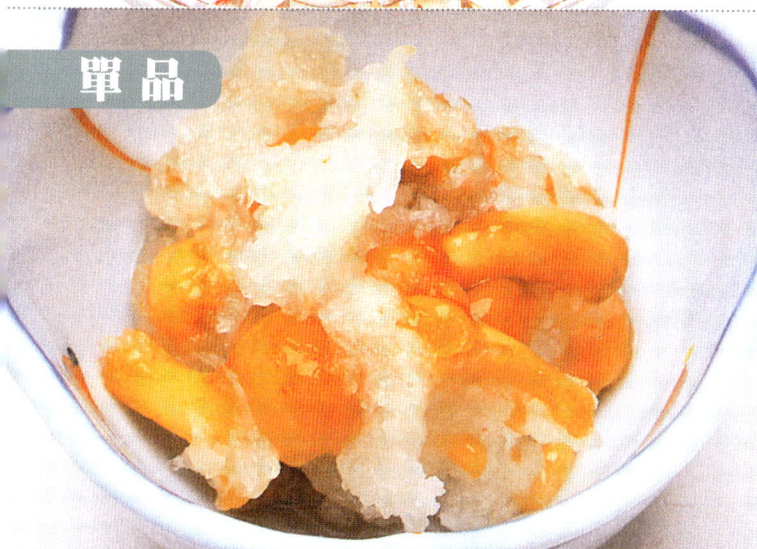

單品

黃金珍珠菇佐白蘿蔔泥

熱量 **14** kcal

蛋白質 **0.8** g

脂肪 **0** g

大豆雞肉燉番茄

●材料●

雞腿肉	60 g
洋蔥	50 g
紅蘿蔔	30 g
綠花椰	20 g
油	1/2 大茶匙
大蒜	少許
麵粉	少許
白酒	1 大茶匙
含有高湯的湯汁	1 杯
番茄（罐頭）	100 g
月桂葉	1 片
大豆（水煮）	30 g
鹽	少許
胡椒	少許

作法

① 雞腿肉切成一口大小，並灑上鹽、胡椒，接著把大蒜切碎。
② 洋蔥切成方便食用的大小，紅蘿蔔切成圓片狀，綠花椰燙熟後備用。
③ 把一半的油倒入鍋中加熱，炒大蒜爆香，然後在雞肉表面裹上薄薄的麵粉，雙面煎熟。等雞肉表面稍有焦黃時淋上白酒，蓋上鍋蓋燜一下。
④ 利用剩餘的油炒洋蔥跟紅蘿蔔，倒入含有高湯的湯汁、罐頭番茄跟月桂葉並煮 10 分鐘。
⑤ 把③跟大豆倒入鍋中繼續煮 10 分鐘，加入綠花椰，並以鹽、胡椒調味。

烹調小建議

● C 型肝炎的病患請勿加入大豆。

馬鈴薯芝麻醋沙拉

●材料●

馬鈴薯	40 g
紅蘿蔔	10 g
鴨兒芹	10 g
Ⓐ 醋	少許
Ⓐ 鹽	少許
Ⓐ 胡椒	少許
美奶滋	1 小茶匙
芝麻粉	1 小茶匙

作法

① 把馬鈴薯、紅蘿蔔切成細絲狀，以熱水燙 20～30 秒，然後冷卻。
② 鴨兒芹切長 4cm 長，以熱水燙熟。
③ 瀝除①的水分，淋上Ⓐ，最後倒入美奶滋和芝麻粉攪拌均勻。

烹調小建議

● 馬鈴薯跟鴨兒芹不要煮過頭，馬鈴薯稍微保留一點脆度會比較好吃。食用前再將食材拌勻。

小黃瓜捲

●材料●

小黃瓜	1/4 根
蟹肉棒	1 根
Ⓐ 砂糖	少許
Ⓐ 醋	1 小茶匙
Ⓐ 鹽	少許
Ⓐ 胡椒	少許
高湯	1 小茶匙

作法

① 小黃瓜沿著長軸轉圈切成薄片狀，浸泡在鹽水裡醃漬 10 分鐘左右。
② 瀝乾水分，以蟹肉棒為芯將小黃瓜捲在外側。
③ 切成方便食用的大小，把Ⓐ跟高湯混合均勻後從上面淋在小黃瓜捲上。

烹調小建議

● 搭配蟹肉棒十分美味。

154

主菜

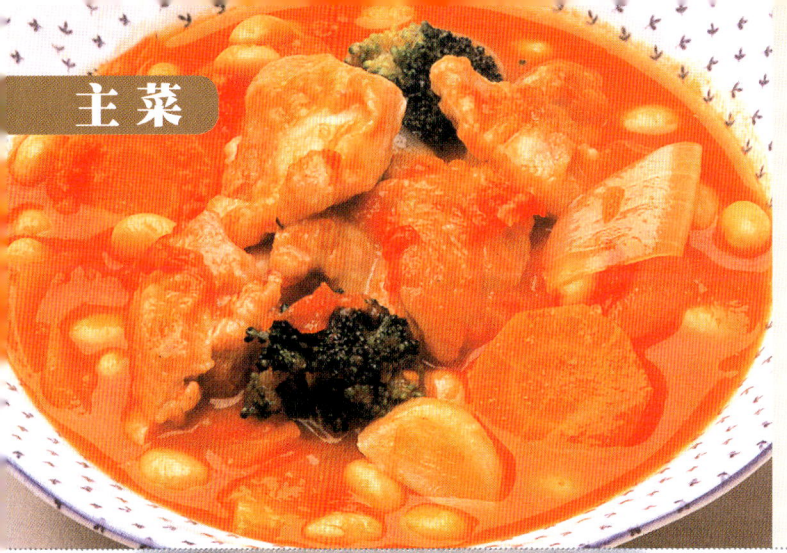

大豆雞肉燉番茄

熱量
246 kcal

蛋白質
17.6 g

脂肪
9.6 g

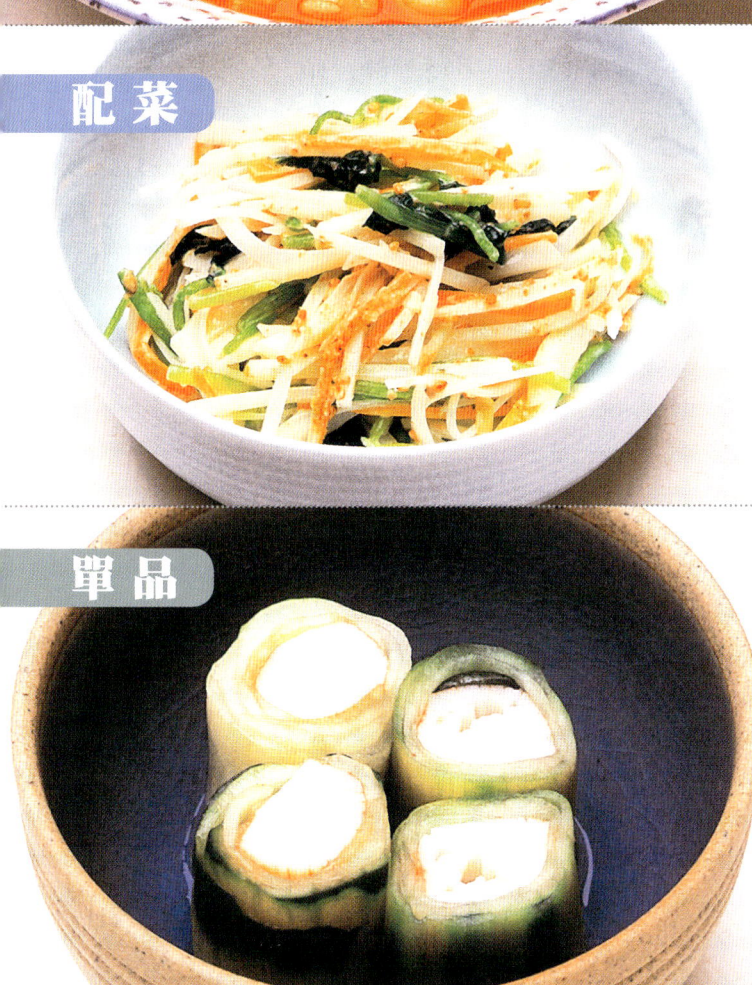

配菜

馬鈴薯芝麻醋沙拉

熱量
77 kcal

蛋白質
1.3 g

脂肪
4.6 g

單品

小黃瓜捲

熱量
17 kcal

蛋白質
1.5 g

脂肪
0.1 g

蝦仁夾心炸茄子

●材料●

茄子	80 g
蝦仁	30 g
雞絞肉	30 g
薑末	少許
蔥花	10 g
Ⓐ 酒	1/2 小茶匙
鹽	1/5 小茶匙
太白粉	少許
油炸用油	適量
青紫蘇	1 片

作法

① 切除茄子的蒂，直向對切成半。接著每一片從中劃一刀切開，但不要整個切斷。泡水去除泡沫雜質。
② 蝦仁以菜刀剁碎，然後跟雞絞肉、薑末、蔥花混合均勻，倒入Ⓐ的調味料後再次仔細拌勻。
③ 擦乾茄子切口的水分，抹上太白粉，然後夾入②，並調整形狀。
④ 油炸用油倒入鍋中加熱，開始炸茄子。
⑤ 把青紫蘇鋪在盤子上，然後擺放炸茄子。

烹調小建議

● 也可以把餡料填入對切成半的青椒裡。

炒煮昆布絲

●材料●

昆布絲	10 g
紅蘿蔔	20 g
炸豆皮	1/4 片
金針菇	10 g
油	1/2 小茶匙
高湯	1/4 杯
Ⓐ 酒	
砂糖	1/2 小茶匙
醬油	1 小茶匙
鹽	少許

作法

① 把昆布絲迅速以熱水燙過，然後切成 2～3 段。接著將紅蘿蔔跟炸豆皮切成細絲，並切除金針菇的根部。
② 將油倒入鍋中加熱，開始炒①的材料，倒入高湯後煮 5～6 分鐘。
③ 倒入Ⓐ的調味料，繼續煮到湯汁變少為止。

烹調小建議

● 昆布絲含有豐富的鉀、鈣等，是值得多多食用的食物。

蔬菜咖哩湯

●材料●

雞里肌肉	10 g
紅蘿蔔	10 g
洋蔥	20 g
高麗菜	30 g
芹菜	10 g
油	1/2 小茶匙
含有高湯的湯汁	1 杯
太白粉	少許
咖哩粉	1/2 小茶匙
鹽、胡椒	各少許
雞蛋	1/4 顆
荷蘭芹（切碎）	少許

作法

① 把雞里肌肉切成細絲狀。
② 紅蘿蔔切成短的長方形，洋蔥、高麗菜跟芹菜等則切碎。
③ 油倒入鍋中加熱開始炒②，然後倒入湯汁，煮沸後轉小火繼續煮 10 分鐘左右。
④ 在①的表面灑上太白粉，倒入③。接著加入咖哩粉，並以鹽、胡椒調味，最後倒入蛋汁並一邊攪拌均勻。
⑤ 裝入碗中，在上面灑荷蘭芹即可。

主菜

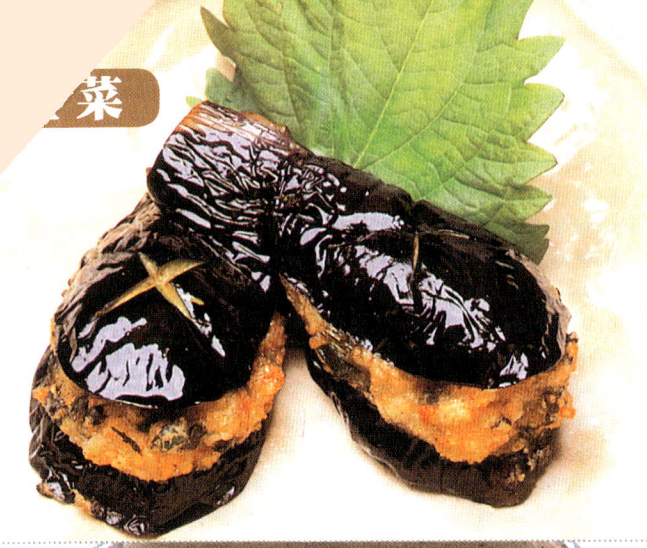

蝦仁夾心炸茄子

熱量	**206** kcal
蛋白質	**12.6** g
脂肪	**14.7** g

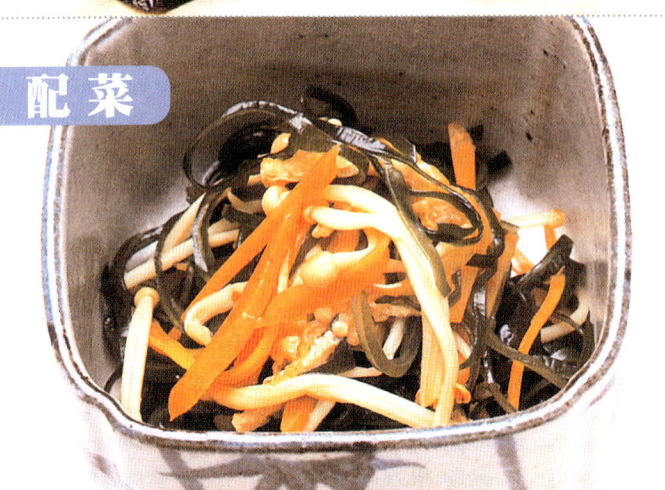

配菜

炒煮昆布絲

熱量	**52** kcal
蛋白質	**1.3** g
脂肪	**2.0** g

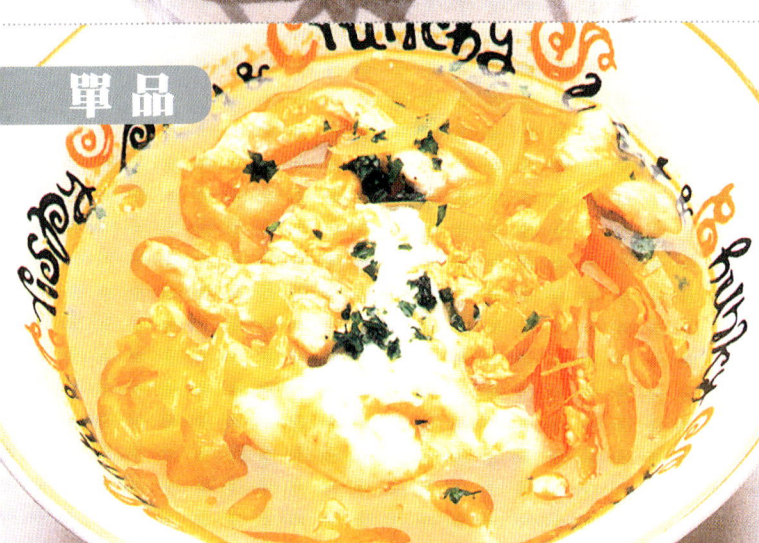

單品

蔬菜咖哩湯

熱量	**71** kcal
蛋白質	**4.8** g
脂肪	**3.6** g

味噌炒油豆腐&豬肉

●材料●

油豆腐	1/2 片
豬腿肉（切薄片）	40 g
竹筍	30 g
香菇乾	1 朵
豌豆莢	10 g
蔥	1/4 根
Ⓐ 砂糖	1/2 小茶匙
味噌	1/2 大茶匙
醬油	將近 1 小茶匙
酒	1 大茶匙
豆瓣醬	少許
油	1/2 大茶匙
薑末許	少許
日式辣椒粉	少許

作法

① 油豆腐橫切成薄片狀，以熱水燙一下去除
② 豬肉切成 3cm。
③ 竹筍切成薄片狀，香菇乾泡水還原後橫切
莢迅速以熱水燙過，而蔥則斜切成薄片。
④ 把Ⓐ的調味料混合均勻。
⑤ 將油跟薑倒入中式炒鍋內加熱，並依序炒豬肉、竹筍、香菇和蔥。倒入①，接著加熱④的調味料迅速炒拌均勻，最後再加入豌豆莢，灑上日式辣椒粉後繼續拌炒均勻。

烹調小建議

● 刺激的辣椒跟味噌的濃郁相結合，是非常下飯的料理。
● C 型肝炎患者可以將油豆腐換成高麗菜。

涼拌甜醋雞

●材料●

雞里肌肉	20 g
芹菜	10 g
鴨兒芹	10 g
鴻喜菇	30 g
Ⓐ 醋	1 小茶匙
砂糖	1 小茶匙
醬油	1/2 小茶匙
鹽	少許
白蘿蔔泥	40 g
日本柚子	少許

作法

① 雞里肌肉燙熟後撕成小條狀。
② 芹菜切成薄片狀，鴨兒芹切成 4cm 長，並且迅速燙熟。鴻喜菇分成小朵，放入微波爐內加熱。
③ 把Ⓐ的調味料混合均勻，跟①、②還有白蘿蔔泥一起攪拌均勻，裝盤後擺上一小片日本柚子皮。

烹調小建議

● 雖然芹菜的氣味較強烈，不過以熱水燙過後會變得非常順口。請注意不要汆燙過度。
● 芹菜是一種藥用、強健身體的食材。

嫩竹筍湯

●材料●

海帶芽	10 g
竹筍	10 g
高湯	3/4 杯
鹽	少許
胡椒	少許
山椒嫩葉	少許

作法

① 把海帶芽切成小段，而竹筍則切成薄片狀。
② 加熱高湯，倒入①，並以鹽跟醬油來調味。
③ 裝入碗中，以手掌拍打山椒嫩葉引出香氣，然後再放入碗裡。

烹調小建議

● 拍打山椒嫩葉的話，就能產生香氣。
● 在竹筍盛產期烹調這道菜，可享受當季的新鮮滋味。

158

主菜

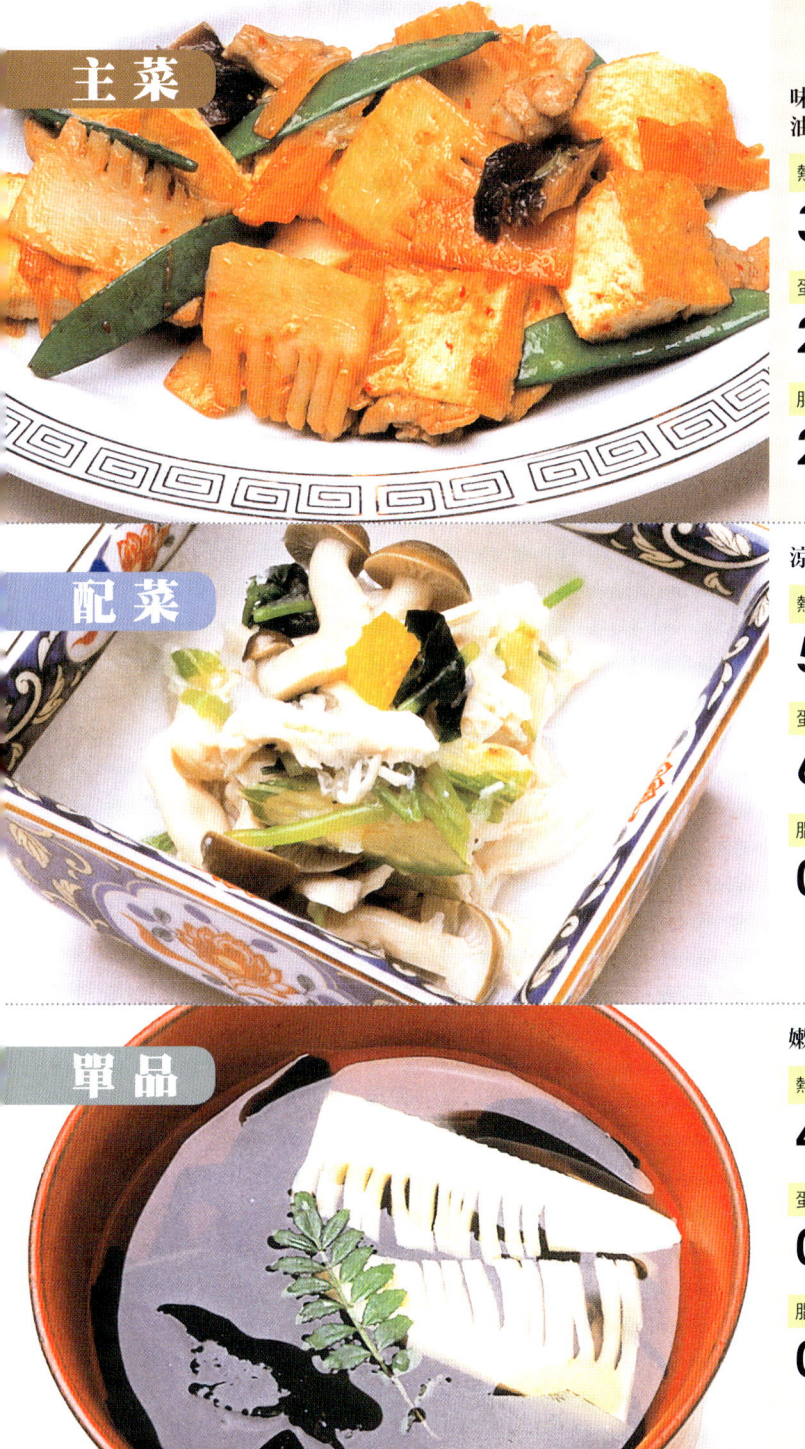

味噌炒
油豆腐＆豬肉

熱量
326 kcal

蛋白質
21.3 g

脂肪
21.1 g

配菜

涼拌甜醋雞

熱量
53 kcal

蛋白質
6.0 g

脂肪
0.3 g

單品

嫩竹筍湯

熱量
4 kcal

蛋白質
0.5 g

脂肪
0 g

燉煮石狗公

●材料●

石狗公	1 條
牛蒡	40 g
Ⓐ ┌ 水	1/2 杯
│ 醬油	2 小茶匙
│ 砂糖	1 小茶匙
└ 酒	1 大茶匙

作法
① 牛蒡切成四段，然後浸泡在水中。
② 取出石狗公的魚鰓跟內臟，並清洗乾淨。
③ 把Ⓐ的調味料倒入鍋中點火加熱，沸騰後關閉爐火。
④ 再次點火，把石狗公跟牛蒡倒入③的湯汁中，蓋上紙蓋煮到湯汁變少為止。

烹調小建議
●若使用不新鮮的魚，不加重味道的話就會不好吃，而使用新鮮的魚肉，即使味道清淡也非常鮮美。使用大瀧六線魚、竹筴魚、沙丁魚或紅金眼鯛等來烹調都很美味。
●利用湯汁來煮海帶芽當配菜也不錯。
●通常鹹味過重的話，為了調和也必須加重甘甜味以取得平衡。

日式豬肉湯

●材料●

豬腿肉（切薄片）	25 g
白蘿蔔	30 g
芋頭	20 g
紅蘿蔔	10 g
牛蒡	15 g
豆腐	30 g
蒟蒻	20 g
蔥	5 g
油	1/2 小茶匙
高湯	1 杯
味噌	12 g

作法
① 豬肉切成方便食用的大小。
② 白蘿蔔切成稍厚的銀杏葉形狀，芋頭切成一口大小，紅蘿蔔跟牛蒡可隨意切衣。豆腐切成小塊狀，蒟蒻切成一口大小，而蔥則切成蔥花。
③ 把油倒入鍋中加熱，除了豬肉跟蔥花之外，放入所有的蔬菜跟蒟蒻開始熱炒，等所有食材都沾上油，放入豬肉和高湯，煮到所有的材料變軟為止。
④ 放入味噌確實攪拌至溶解，最後倒入豆腐和蔥花。

烹調小建議
● 可充分攝取蔬菜的湯品。也可另外加入酒粕，或是做成醬油風味的日式建長湯。

醃漬蕪菁＆小黃瓜

●材料●

蕪菁	20 g
小黃瓜	10 g
高麗菜	30 g
薑絲	少許
鹽	少許

作法
① 蕪菁切成半圓形的片狀，而小黃瓜則隨意切成塊。高麗菜稍微切碎即可。
② 把薑絲、鹽跟①混合在一起，搓揉均勻後靜置一會兒，最後擰乾水分。

烹調小建議
●如果減少鹽的用量，做成沙拉的風味來食用也不錯。

160

主菜

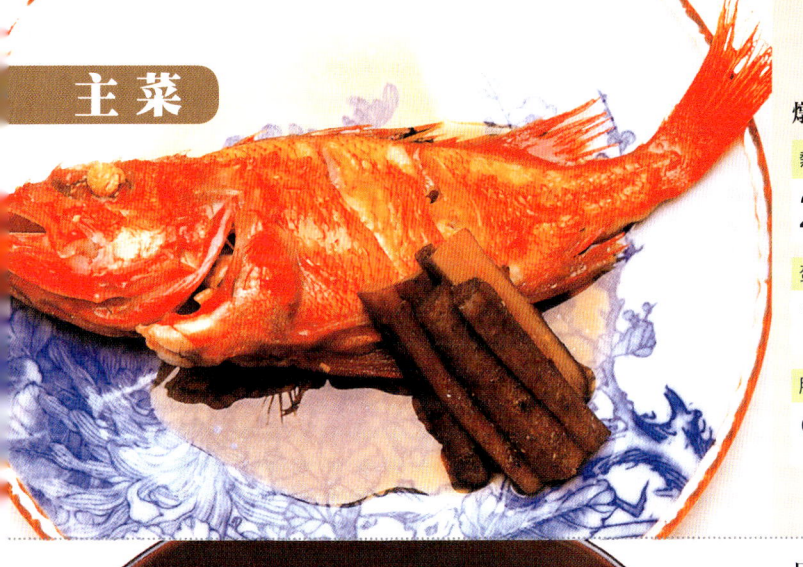

燉煮石狗公

熱量
222 kcal

蛋白質
19.3 g

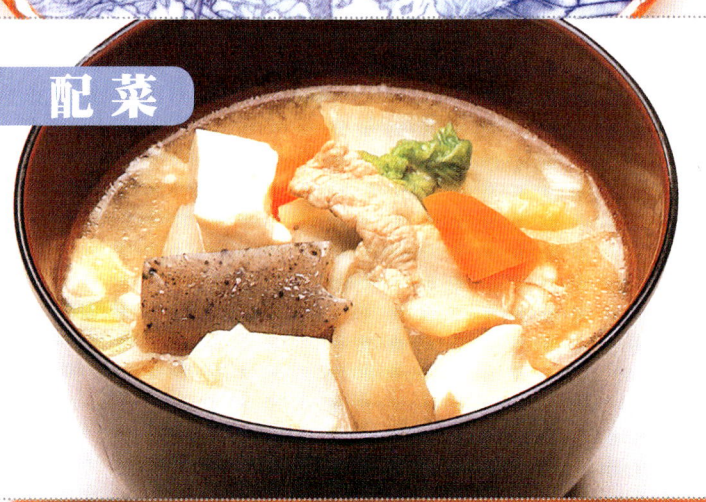

脂肪
9.0 g

配菜

日式豬肉湯

熱量
133 kcal

蛋白質
9.7 g

脂肪
5.7 g

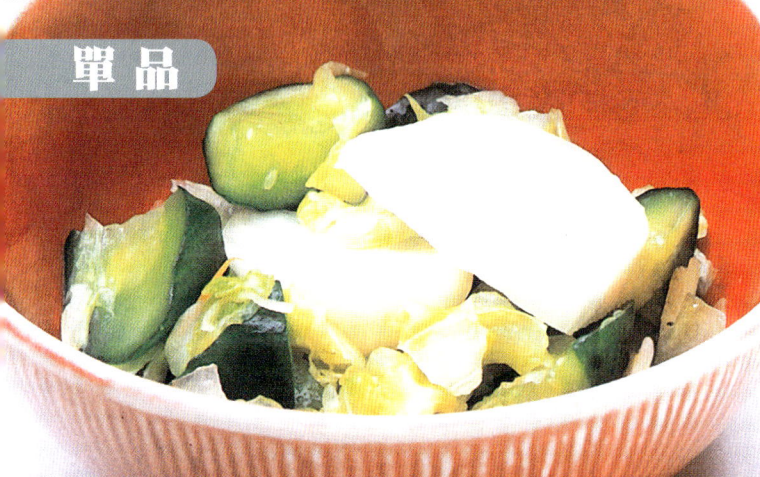

單品

醃漬蕪菁 & 小黃瓜

熱量
12 kcal

蛋白質
0.6 g

脂肪
0.1 g

金針菇豬肉捲

●材料●

豬腿肉（切薄片）	80 g
鹽	少許
胡椒	少許
細蔥	2～3 根
金針菇	40 g
油	1/2 大茶匙
萵苣	20 g
迷你番茄	1 顆
檸檬	1 片

作法

① 在豬腿肉上灑鹽、胡椒。
② 把細蔥切成 4cm 長，切除金針菇的根部。
③ 攤開豬肉片，以金針菇和細蔥為芯包捲起來，並利用牙籤固定。
④ 油入鍋中加熱，翻炒③，直到整個熟透為止。
⑤ 把肉捲跟萵苣、迷你番茄一起裝盤，旁邊擺放一片檸檬即可。

烹調小建議

●不同的豬肉部位所含的卡路里也會出現差異，選購時請特別注意。豬背肉或五花肉的脂肪含量較高，燒烤起來會特別香甜好吃，可是所攝取的卡路里也會隨之增加。

牛奶煮馬鈴薯

●材料●

馬鈴薯	80 g
紅蘿蔔	20 g
牛奶	1/4 杯
奶油	5 g
胡椒	少許
豌豆（冷凍）	1 大茶匙

作法

① 馬鈴薯跟紅蘿蔔切成小塊狀。
② 把①倒入鍋中，接著倒入牛奶和水到剛好蓋過①的位置，煮沸後轉小火繼續煮 7～8 分鐘。
③ 等馬鈴薯變軟就加入奶油，並以胡椒調味，最後再倒入豌豆即可。

烹調小建議

●馬鈴薯是鉀含量豐富的代表性蔬菜，鉀可以促進排除尿液中的鈉成分。
●薯類蔬菜建議可以每天食用。

紫色高麗菜沙拉

●材料●

紫色高麗菜	40 g
┌ 醋	1 小茶匙
│ 沙拉油	1 小茶匙
Ⓐ 鹽	少許
│ 胡椒	少許
└ 砂糖	少許
洋蔥	少許
荷蘭芹	少許

作法

① 把紫色高麗菜切絲後燙熟。
② 利用 Ⓐ 的調味料製作淋醬。
③ 把①跟切成薄片的洋蔥、以及②的淋醬混合均勻，裝盤後灑上切碎的荷蘭芹。

烹調小建議

●紫色高麗菜的葉片厚，捲曲形狀也較硬。水煮後葉片會退色，加醋可穩定花色素，讓葉片變成漂亮的紫紅色。
●以醋醃漬後當保存食物備用，想為餐桌增添色彩時會非常方便。

162

主菜

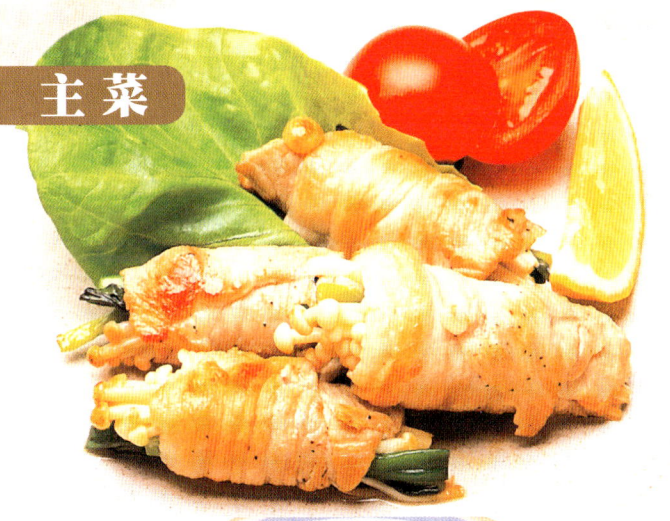

金針菇豬肉捲

熱量
187 kcal

蛋白質
18.4 g

脂肪
10.9 g

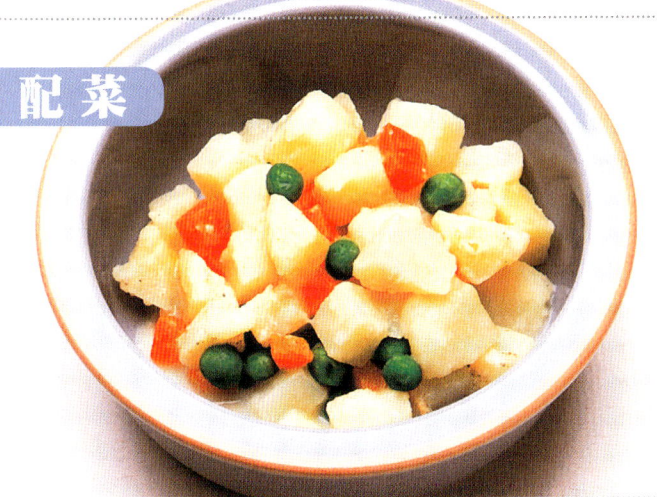

配菜

牛奶煮馬鈴薯

熱量
105 kcal

蛋白質
2.9 g

脂肪
7.0 g

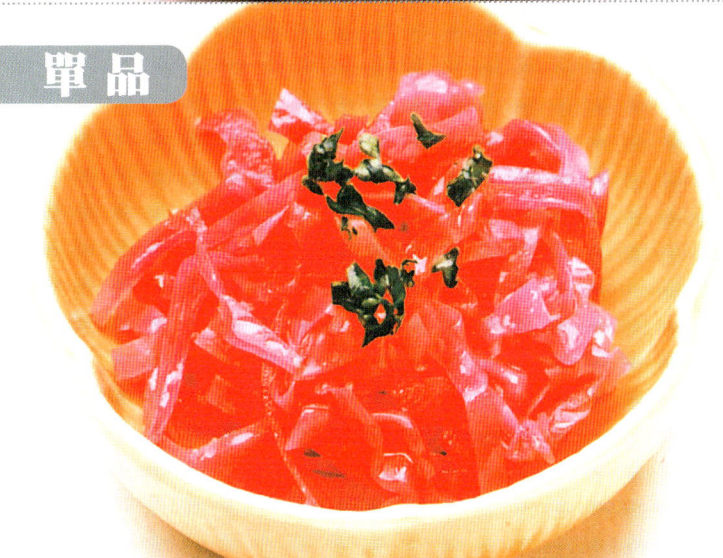

單品

紫高麗菜沙拉

熱量
52 kcal

蛋白質
0.8 g

脂肪
4.0 g

高麗菜捲

●材料●

高麗菜	150 g
番茄	50 g
紅蘿蔔	10 g
豬絞肉	60 g
洋蔥	20 g
Ⓐ 麵包粉	1 大茶匙
牛奶	1/2 大茶匙
蛋汁	1/4 的量
鹽	少許
胡椒	少許
含有高湯的湯汁	2/3 杯
月桂葉	1 片

作法

① 削除高麗菜葉的硬梗，水煮到熟軟為止。
② 番茄稍微切碎，紅蘿蔔則切成花朵形狀的薄片。
③ 把切碎的洋蔥跟Ⓐ的材料加入絞肉中，仔細混合均勻直接出現黏稠感，然後分成二等份。
④ 把③包捲在高麗菜葉中，兩側往中間塞入。
⑤ 將④放入鍋中，倒入湯汁跟②、月桂葉等，蓋上熬煮即可。

烹調小建議

● 可依個人喜好加入醬油、酒或味醂來做成和風口味，是一道非常下飯的菜餚，可以攝取到非常多的高麗菜。
● 切下來的高麗菜梗含有豐富的維他命 C，一起烹煮後食用也不錯。

鴻喜菇炒紅蘿蔔

●材料●

鴻喜菇	70 g
紅蘿蔔	20 g
芝麻油	1 小茶匙
松子	少許
Ⓐ 鹽	少許
醬油	1 小茶匙
酒	1 小茶匙

作法

① 把鴻喜菇分成小朵，而紅蘿蔔則切成薄片。
② 在鍋中加熱芝麻油，開始炒紅蘿蔔、松子和鴻喜菇。
③ 等鴻喜菇變軟就可以利用Ⓐ來調味。

烹調小建議

● 在炒煮的過程中加入油可增加濃郁的口感，即使只加入少量的調味料也能獲得滿足感。
● 清淡的口味可充分享受食材的天然滋味。

醃漬蕪菁

●材料●

蕪菁	40 g
蕪菁葉	10 g
鹽	少許

作法

① 蕪菁去皮後切成薄片狀。
② 蕪菁葉以熱水燙熟，然後切碎。
③ 在①跟②上抹鹽搓揉，接著靜置一會兒，等入味後再擰乾水分。

烹調小建議

● 白蘿蔔、小黃瓜、高麗菜或茄子等都可用來醃漬。
● 加入細昆布絲可引出高湯的鮮度，吃起來更美味。
● 一般會以 2～4%的鹽分濃度來醃漬。
● 跟普通的醃漬醬菜比起來，維他命類的流失程度較小。

164

主菜

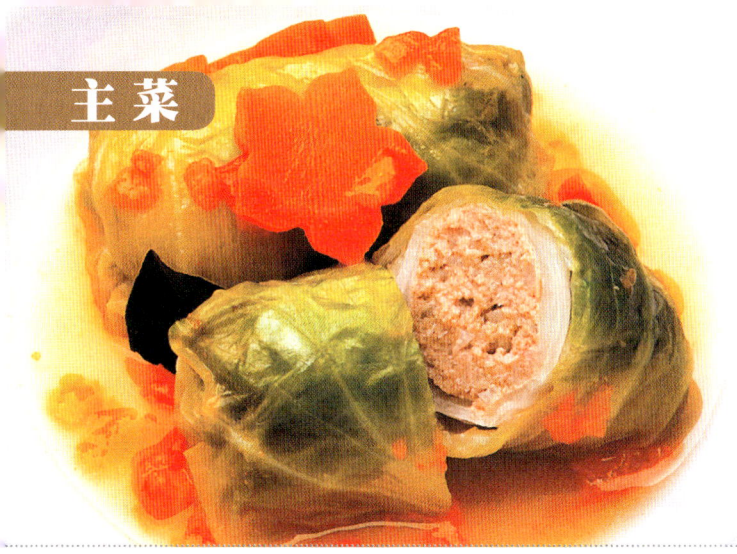

高麗菜捲

- 熱量 **218** kcal
- 蛋白質 **15.3** g
- 脂肪 **10.7** g

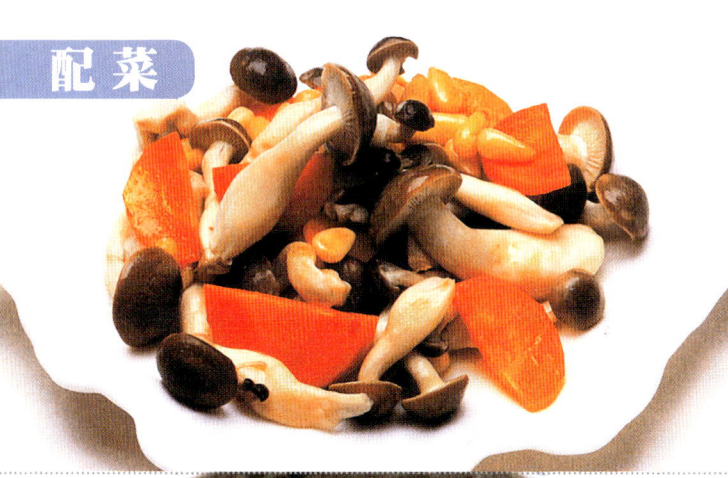

配菜

鴻喜菇炒紅蘿蔔

- 熱量 **69** kcal
- 蛋白質 **3.6** g
- 脂肪 **5.1** g

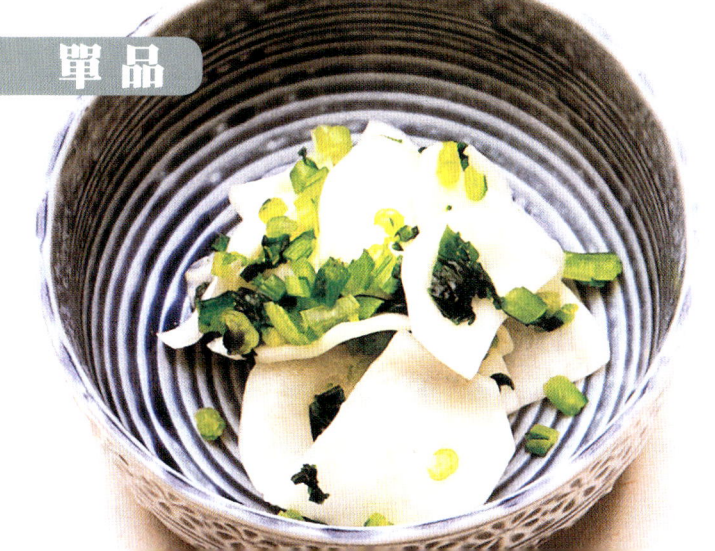

單品

醃漬蕪菁

- 熱量 **10** kcal
- 蛋白質 **0.5** g
- 脂肪 **0.1** g

午茶點心

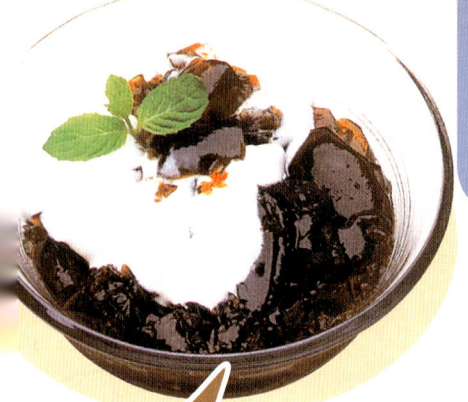

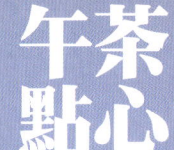

下午茶點心具有消除壓力的絕妙效果。自己製作可選擇食材或控制砂糖的用量，同時享受製作的樂趣。不過即使一次大量製作，也請注意別吃太多⋯。

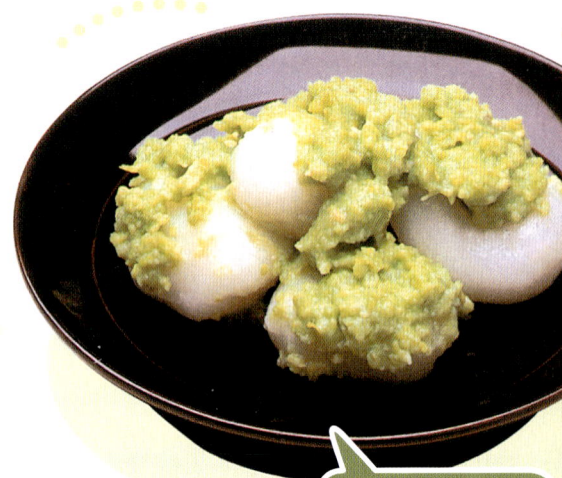

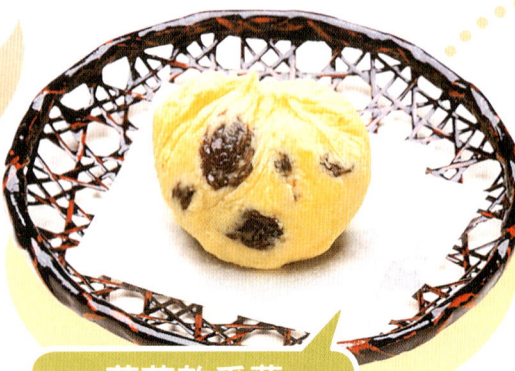

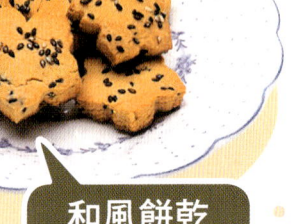

- 咖啡凍
- 毛豆糯米丸
- 烤蘋果
- 葡萄乾番薯
- 日式葛餅
- 和風餅乾

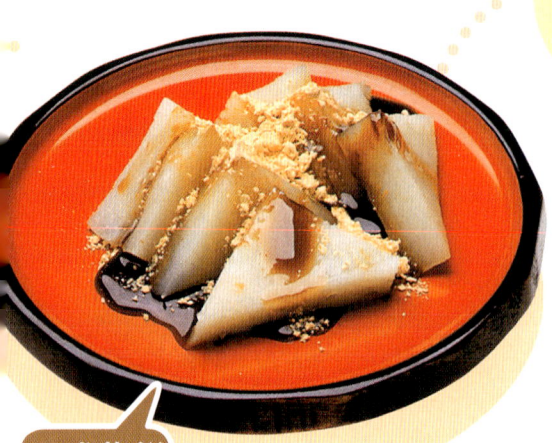

午茶點心

咖啡凍

熱量	84 kcal
蛋白質	2.4 g
脂肪	5.6 g

●材料（3個份）

果凍粉	2 小茶匙
水	2 大茶匙
咖啡液	250cc
砂糖	2 大茶匙
鮮奶油	適量
薄荷葉	少許

●作法

① 把果凍粉倒入水中使之膨脹。
② 加熱咖啡液（不要煮沸），倒入①的果凍液中，攪拌溶解均勻。
③ 裝入模具中，冷卻等待凝固。
④ 以湯匙挖到碗裡，擠上鮮奶油，並以薄荷葉裝飾。

毛豆糯米丸

熱量	205 kcal
蛋白質	5.9 g
脂肪	2.7 g

●材料（3個份）

糯米粉	60g
砂糖	1 小茶匙
水	50～60cc
毛豆（水煮）	80g
砂糖	2 大茶匙
冷開水	1～2 大茶匙
鹽	少許

●作法

① 把砂糖倒入糯米粉中慢慢加水，揉到像耳垂般的柔軟度為止。
② 把①搓成跟大姆指一樣大的丸子，放入熱水中煮。等丸子浮到水面，撈起以冷開水降溫。
③ 把毛豆壓成泥，在倒入冷開水的同時調整軟硬度，最後做成泥狀。
④ 瀝乾糯米丸水分，跟③混合在一起並裝盤。

<注意事項> C 型肝炎的患者請改為紅豆餡。

烤蘋果

熱量	206 kcal
蛋白質	11.6 g
脂肪	5.9 g

●材料（3個份）

紅玉蘋果	2 顆
Ⓐ 砂糖	2 大茶匙
肉桂粉	少許
葡萄乾	1 大茶匙
奶油	1 大茶匙
原味優格	4 大茶匙

●作法

① 整顆蘋果仔細清洗乾淨，利用湯匙挖掉芯的部分，留下中央的凹洞。
② 把Ⓐ混合均勻，並加入葡萄乾。
③ 將奶油塞進蘋果的凹洞中，接著在上面填滿②。
④ 放入 200℃ 的烤箱中，烘烤 30 分鐘左右。
⑤ 冷卻後在上面淋原味優格。

葡萄乾番薯

熱量	97 kcal
蛋白質	0.6 g
脂肪	2.1 g

●材料（3個份）

番薯	180 g
砂糖	1 大茶匙
奶油	10 g
葡萄乾	1 大茶匙
利口酒	1 大茶匙

●作法

① 把葡萄乾倒進利口酒裡，靜置一會兒。
② 番薯煮熟瀝乾水分，灑上砂糖後利用濾網壓成泥狀（直接搗碎也可以）。
③ 加入奶油攪拌均勻。
④ 把①倒入②中混合均勻，然後分成四等份。分別放入保鮮膜內塑成圓形。

<注意事項> C 型肝炎患者請勿加入葡萄乾。

日式葛餅

熱量	191 kcal
蛋白質	4.6 g
脂肪	2.3 g

●材料（3個份）

本葛粉	30g
麵粉	50g
水	230cc
黑砂糖	50g
水	30cc
黃豆粉	4 大茶匙

●作法

① 把本葛粉跟麵粉混合，慢慢加水確實調勻。
② 倒入鍋中以中火加熱，一邊以木杓輕輕攪拌，出現透明感後倒入方型模具中，並且讓厚度成為 1cm。
③ 放入蒸籠內，蒸 15 分鐘靜置等待冷卻。
④ 在小鍋子內倒入黑砂糖和水，慢慢熬煮到出現黏稠度為止。
⑤ 把③切成喜歡的大小，並且淋上黑蜜汁跟黃豆粉。

和風餅乾

熱量	177 kcal
蛋白質	3.9 g
脂肪	9.6 g

●材料（3個份）

麵粉	50 g
黃豆粉	20 g
發粉	1/4 小茶匙
奶油	30 g
砂糖	30 g
蛋黃	1 顆
黑芝麻	1 小茶匙

●作法

① 將麵粉、黃豆粉、發粉混合在一起後過篩。
② 把砂糖倒在奶油上，並且攪拌成乳霜狀。接著加入蛋黃，然後繼續攪拌。
③ 將①倒入②中迅速拌勻，放進冰箱冷藏。
④ 把③鋪平，並以餅乾模具裁切出形狀，上面灑黑芝麻。
⑤ 放入 180℃ 的烤箱烤 10～15 分鐘。

※ 成份標示為一人份。照片當中的份量是一次可食用的量。

蜜棗卡士達

熱量	165 kcal
蛋白質	5.6 g
脂肪	8.5 g

● 材料（2 個份）

蛋黃	2 顆
太白粉	1/2 大茶匙
砂糖	2 小茶匙
牛奶	1/2 杯
香草精	少許
蜜棗	2～4 顆

● 作法

① 把蜜棗浸泡熱水，靜置讓蜜棗變軟。
② 將蛋黃打散，倒入太白粉、砂糖後攪拌均勻。接著再一點一點地慢慢倒入牛奶呈現柔滑感，最後加入香草精。
③ 把蜜棗放入圓形烤模中，然後倒入②的卡士達液，放進烤箱烘烤5～6分鐘，直到表面出現焦黃的顏色。

＜注意事項＞ C 型肝炎的患者請勿加入蜜棗。

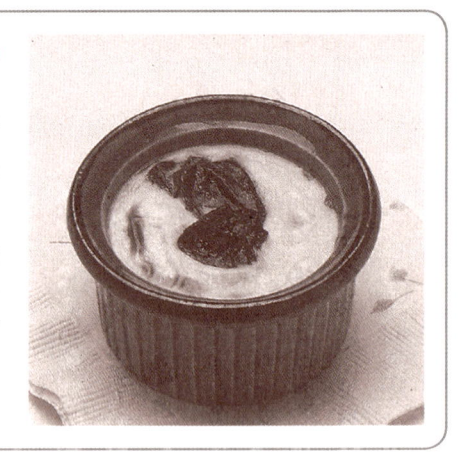

水果寒天

熱量	48 kcal
蛋白質	0.7 g
脂肪	0.4 g

● 材料（4 人份）

寒天粉	2 g
水	200cc
砂糖	1 大茶匙
橘子罐頭	80 g
奇異果	1 顆
草莓	120 g
薄荷葉	少許

● 作法

① 把寒天粉跟水倒入鍋中點火加熱，一邊攪拌讓寒天粉溶解。煮沸後倒入砂糖。
② 將①倒入方形模具中，等待冷卻凝固。
③ 把②切成 1.5cm 的正方形，水果切成方便食用的大小，裝盤後以薄荷葉裝飾。

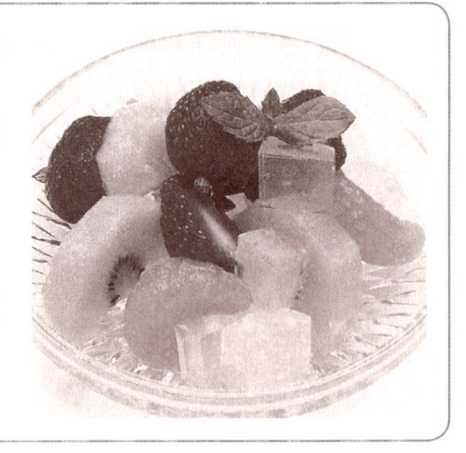

和風紅豆外郎餅

熱量	131 kcal
蛋白質	1.5 g
脂肪	0.3 g

● 材料（4 人份）

本葛粉	40 g
水	220 cc
低筋麵粉	40 g
砂糖	30 g
抹茶粉	1 大茶匙
溼甜紅豆	4 大茶匙

● 作法

① 在本葛粉中一點一點地慢慢倒入水混合均勻。
② 低筋麵粉、砂糖、抹茶粉倒進鍋中拌勻，加入①後確實攪拌均勻。
③ 點火加熱②，一邊攪拌同時加熱到 50～60℃，等稍微出現濃稠感後倒入方形模具中並推平表面，上面擺上溼甜紅豆。
④ 大火蒸約 15 分鐘。
⑤ 冷卻後切成小塊狀。

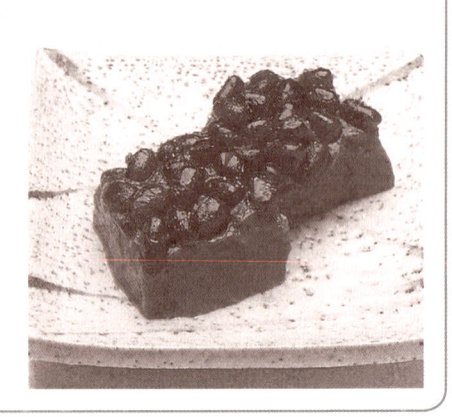

PART 6

肝病患者的飲食生活

第 **1** 話

肝病的飲食療法

肝病飲食的基本就是攝取均衡的營養

高卡路里、高蛋白質是過時的常識

直到50年代為止，對於肝病的飲食療法普遍認為「高卡路里、高蛋白質」是一般的常識，這是因為大家以為想要加速肝細胞的再生或修復的速度，就必須補充大量的蛋白質和熱量。

此外，由於當時的肝病檢查方法尚未成熟，只要一提到肝病，總認為患者一定是因為大量飲酒，再加上三餐不正常，才會導致出現酒精性肝功能障礙。的確，對這些病患來說，高卡路里、高蛋白質的飲食療法確實是有效的。

不過，現在抑制肝炎的治療方法已經日新月異，蛋白質或熱量已不再像過去那麼必要了。

另一方面，隨著時代進步人們的飲食生活也變得越來越豐富，跟當時比起來日常的飲食已經是高卡路里、高蛋白質，所以這也是不需要

病毒
鐵
活性氧
NO!
卡路里　鹽分
抗氧化食品

170

《肝病飲食的變遷》

1950年代
- 檢查方法尚未成熟
- 認為肝病的主體是酒精性肝功能障礙

- 治療方法尚未成熟
- 肝細胞的再生或修復需要大量的蛋白質與熱量

- 飲食以清淡為主

▼
▼
▼
▼

高卡路里、高蛋白質

現代
- 檢查方法已經進步
- 肝病以病毒性所導致者居多

- 治療方法已確立
- 並不需要過多的卡路里或蛋白質

- 平日的飲食以高卡路里、高蛋白質為主
- 活性氧會導致肝炎的惡化
- 儲存在肝臟中的鐵會導致肝炎的惡化（尤其是C型肝炎）

▼

- 控制卡路里、鹽分攝取量的均衡飲食
- 積極食用抗氧化食品
- 限制鐵的攝取量（尤其是C型慢性肝炎的患者）

特別加強病患飲食的原因之一。而且，高卡路里的飲食會導致肥胖，目前已得知這會對肝臟造成嚴重的負擔。

根據目前的研究顯示，會導致肝炎惡化的關鍵所在，就是體內的活性氧。

於是積極地攝取能抑制活性氧作用的抗氧化食品，便成為肝病飲食療法的基礎之一。

尤其是鐵質會產生活性氧，所以對體內容易累積鐵質的C型慢性肝炎患者來說，這是不得不特別注意的問題。為此，控制鐵質的攝取量就是基本的飲食原則。

至於鹽分的攝取量，除了有腹水或水腫現象的肝硬化患者之外，並沒有什麼嚴格的限制。不過最近因為大眾生活習慣的改變，高卡路里、偏食或攝取過多鹽分等，早已是一般人普遍面臨到的問題。在這樣的飲食生活潮流中，更希望患者能三餐營養均衡，並且適當地控制鹽分及卡路里的攝取量。

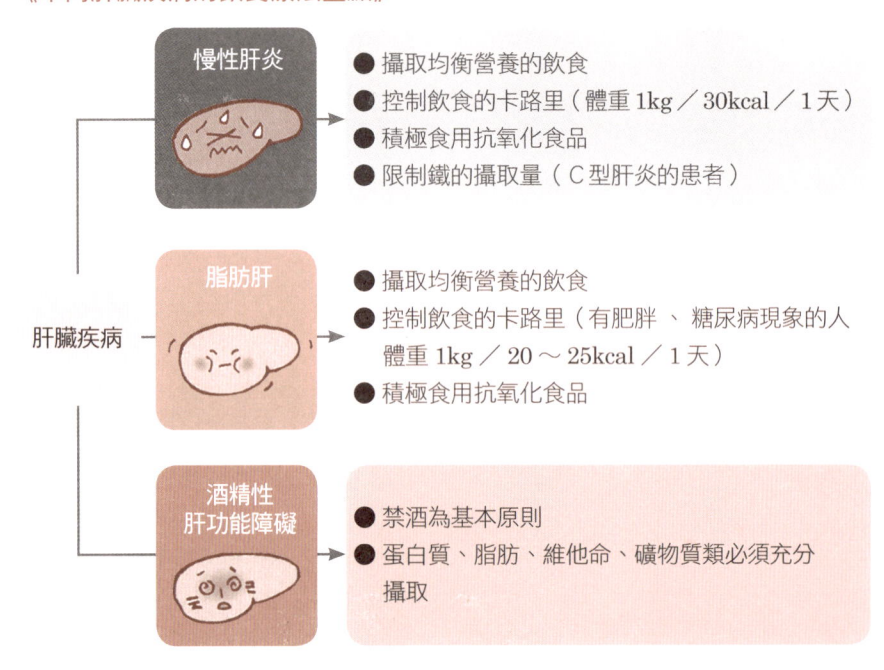

《不同肝臟疾病的飲食療法重點》

肝臟疾病
- 慢性肝炎
  - 攝取均衡營養的飲食
  - 控制飲食的卡路里（體重1kg／30kcal／1天）
  - 積極食用抗氧化食品
  - 限制鐵的攝取量（C型肝炎的患者）
- 脂肪肝
  - 攝取均衡營養的飲食
  - 控制飲食的卡路里（有肥胖、糖尿病現象的人體重 1kg／20～25kcal／1天）
  - 積極食用抗氧化食品
- 酒精性肝功能障礙
  - 禁酒為基本原則
  - 蛋白質、脂肪、維他命、礦物質類必須充分攝取

不同肝臟疾病的飲食療法重點

雖然同樣是肝臟疾病，但導致生病的原因卻不一定相同，因此飲食療法的重點也會有所差異。

例如C型慢性肝炎的患者必須在飲用上限制鐵質，而同時患有肥胖或糖尿病的人則必須控制卡路里的攝取量。

接下來將針對各種不同的肝病飲食療法，做一個簡單的介紹。

慢性肝炎

雖然肝臟有發炎的症狀，但肝功能幾乎跟健康的一般人一樣並沒有什麼變化。此階段的重點在於規律而正確的均衡飲食。如果是肥胖或同時患有糖尿病的人，每1公斤的體重可攝取的卡路里以30卡路里／1天為上限。

此外，C型肝炎的病患必須採取限鐵飲食。

脂肪肝

如果沒有同時出現肥胖的現象，營養均勻就

PART 6 肝病患者的飲食生活

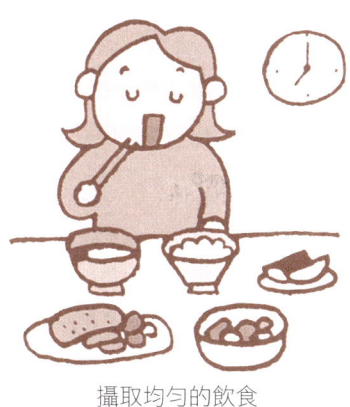

是飲食的基本原則。而同時出現肥胖或糖尿病的人，就必須限制所攝取的熱量，並以20～25卡路里／標準體重1公斤／1天為參考值。另外，非酒精性脂肪性肝炎（NASH參見第62頁）的患者也必須限制卡路里的攝取量，以達到減肥的目的。NASH跟活性氧有極大的關聯，而且會導致炎症惡化，因此必須積極地攝取可抑制活性氧產生作用的抗氧化食品。

酒精性肝功能障礙

不必多做解釋，禁酒就是最基本的原則。此外必須藉由飲食來充分攝取蛋白質、脂肪、碳水化合物、以及因為飲酒而被消耗掉的維他命、礦物質等。

掌握標準體重，正確地攝取適量的熱量

人類為了維持生命，就必須攝取熱量以供應活動所需。不過一天當中到底需要多少熱量，則會根據性別、年齡、體重或活動量等而出現差異。

順道一提，人類為了生存所需的最低熱量限

攝取均勻的飲食

抑制活動

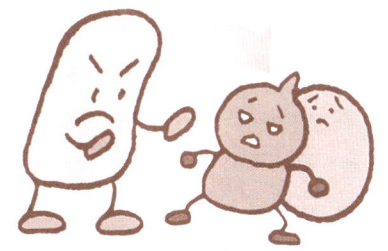

抗氧化食品　活性氧　NASH

禁酒

維他命　礦物質

表1《從活動量來計算出正確而適量的熱量》

1. 不需要上班的人・家庭主婦 ▶ 25～30kcal × 標準體重
2. 輕度作業的人 ▶ 30～35kcal × 標準體重
3. 中等程度作業的人 ▶ 40～45kcal × 標準體重
4. 重度勞動的人 ▶ 50～55kcal × 標準體重

標準體重≒（身高－100）× 0.9

表2《不同年齡性別的基礎代謝量》

年齡（歲）	男 基礎代謝基準值（kcal/kg/日）	男 基礎代謝量（kcal/日）	女 基礎代謝基準值（kcal/kg/日）	女 基礎代謝量（kcal/日）
1～2	61.0	700	59.7	700
3～5	54.8	900	52.2	860
6～8	44.3	1090	41.9	1000
9～11	37.4	1290	34.8	1180
12～14	31.0	1480	29.6	1340
15～17	27.0	1610	25.3	1300
18～29	24.0	1550	23.6	1210
30～49	22.3	1500	21.7	1170
50～69	21.5	1350	10.7	1110
70以上	21.5	1220	20.7	1010

（日本厚生勞動省・第五訂食品成分表）

度又被稱為基礎代謝，以成年的女性為例是1200卡路里。

肝病的飲食療法，最基本的就是正確地攝取適當的熱量。因此，首先最重要的是必須針對自己的性別、年齡、活動量等，來掌握真正所需的熱量數值。

如何了解自己真正的所需熱量，有兩種方法。

第一個是配合本頁表2的年齡別基礎代謝量，在考慮個人的活動時間、生活強度（依據日本科學技術廳所發佈的標準）的同時來加以計算。而另一種方法則是以標準體重為基準的計算模式。

在本頁的表1當中所示範的，就是以標準體重為基準的活動量數值計算方法。不論使用哪一種方法來計算，基本上都不會出現太大的差異，可以同時諮詢醫師的意見，來計算出自己的正確所需熱量。

第 2 話 C型肝炎限鐵飲食 ①
累積過多的鐵質會導致肝炎的惡化

為什麼必須採取限鐵飲食？

肝臟疾病的患者，過去大家都認為多吃豬肝或喝蜆味噌湯對身體很好。不過對於C型肝炎的病患來說，目前已知這種做法只會帶來反效果。

鐵質會被儲存在肝臟當中，並且在必要時釋出加以運用。可是罹患C型肝炎時，肝臟會出現不斷儲存鐵質的傾向，而這正是導致炎症惡化的原因。

此外，肝臟內如果累積過多的鐵質，也會造成干擾素不容易發揮成效的結果。

而且這些儲存的鐵質一旦跟氧相結合，甚至還會大量出現肝炎的致命敵手活性氧。

《C型肝炎患者必須限制鐵質攝取量的原因》

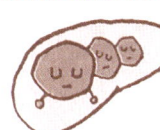

鐵質會被儲存在肝臟中

C型慢性肝炎的患者會有鐵質儲存量增加的傾向
▼
● 導致發炎症狀惡化
● 造成干擾素不容易發揮功效
● 儲存的鐵質跟氧結合後，也會產生大量的活性氧

↓　　　　↓
限鐵飲食　積極地食用抗氧化食品

鐵質的攝取量以一天 5～7 毫克為目標

因此，罹患 C 型肝炎的患者必須控制鐵質的攝取量，而更重要的是要積極地食用可抑制活性氧的抗氧化食品。

再怎麼說鐵質畢竟還是人體所需的必要礦物質，所以關於限鐵飲食，請記住這只是在 C 型肝炎治好之前的「限時活動」，一切請遵照主治醫師的指示來處理。

日本人的鐵質所需量，成年男性為 10 毫克／天，而女性則是 12 毫克／天。平衡攝取量是 11 毫克／天，並且以一天攝取 5～7 毫克為目標。

鐵質可分為「血基質鐵」跟「非血基質鐵」兩種，血基質鐵存在於負責運輸氧的紅血球裡的血紅蛋白中，約占人體內總鐵質的 65％ 左右。

非血基質鐵是以儲存鐵的形式被儲存在肝臟或脾臟當中。血基質鐵主要是來自動物性食物，而非血基質鐵則是來自黃綠色蔬菜或大豆、大豆製品等植物性的食物。

雖然黃綠色蔬菜含有非常豐富的維他命、鐵質等多種礦物質成分，照理說對身體好處多多，不過就如同前面所解釋的，並不適合 C 型肝炎的患者食用。

《限鐵飲食以一天 5 ～ 7mg 為目標》

鐵
- **血基質鐵**
  存在於紅血球的血紅蛋白當中

  肝或藍色背部的魚類等動物性食品

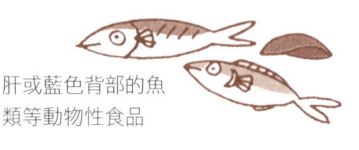

- **非血基質鐵**
  以儲存鐵的方式存在肝臟或脾臟當中

  黃綠色蔬菜或大豆、大豆製品等植物性食品

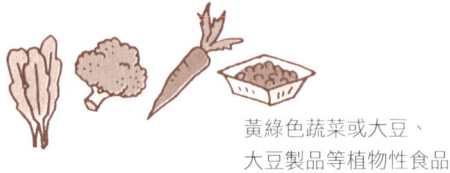

176

《鐵質含量多的食品》

食品名稱	每一次的食用量（g）	鐵質含量（mg）
豬肝	80	12.0
雞肝	50	4.5
煮蛤蜊	20	3.7
牛肝	80	3.2
羊栖菜（乾燥）	5	2.8
小松菜	80	2.2
蛤蜊	50	1.9
柴魚	80	1.9
粗鹽醃牛肉（罐頭）	50	1.8
飛龍頭豆腐	50	1.8
干貝	80	1.7
日本燕菁	80	1.7
納豆（1盒）	50	1.7
蜆	30	1.6
菠菜	80	1.6
鮪魚	80	1.5
蚵	80	1.5
秋刀魚	100	1.4
沙丁魚	80	1.4
鴨兒芹	80	1.4
毛豆	50	1.3
油豆腐（1/2塊）	50	1.3
蠶豆	50	1.2
豆漿	100	1.2
松子	10	1.1
凍豆腐（1塊）	15	1.0
芝麻（1大茶匙）	9	0.9
舞菇	30	0.8
杏子乾	30	0.7
綠花椰	50	0.5
葡萄乾	20	0.5

鐵質以外的熱量或蛋白質、脂肪、醣類等營養素，可依照一般的飲用不必做任何改變。例如體重60公斤的男性患者，所需熱量是1800卡路里，蛋白質為65～70克，脂肪為總熱量的20～25%左右。

請積極攝取可以阻礙鐵質吸收的物質

綠茶或紅茶當中所含的單寧，可阻礙鐵質的吸收。雖然高級的日本煎茶或玉露茶、紅茶等含量較多，不過普通的煎茶只要泡濃一點，一樣可釋放出大量的單寧。飯後來一杯濃一點的綠茶或紅茶都是不錯的選擇。

其他還有植酸、食物纖維等也能阻礙鐵質的吸收，植酸大部分存在於穀類當中，而食物纖維含量多的則有蔬菜類、菇類或海藻類等。

相反的，維他命C或柑桔類所含的檸檬酸可以幫助鐵質的吸收，所以鐵質不要跟葡萄柚、橘子

或奇異果等一起食用才是聰明的做法。還有盡量不要使用鐵製的鍋具來烹煮食物比較好。

雖然有許多要注意的地方，但由於是每天都要進行的日常事務，所以不要讓自己變得太神經質，而是輕鬆愉快地進行飲食療法。

請積極攝取可以阻礙鐵質吸收的物質

飲用綠茶或紅茶
單寧可阻礙鐵質的吸收

多食用穀類、菇類食物
植酸、食物纖維可阻礙鐵質的吸收

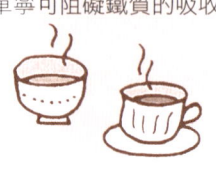

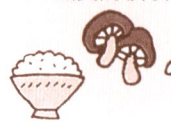

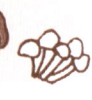

葡萄柚或橘子、奇異果等不要跟正餐一起食用
維他命C或柑桔類所含的檸檬酸具有幫助鐵質吸收的作用

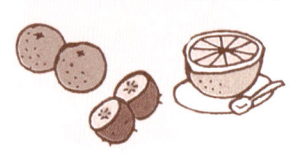

不使用鐵製鍋具

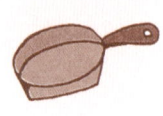

178

《鐵質含量較少的食品》

食品名稱	每一次的食用量（g）	鐵質含量（mg）
牛奶	200	0
葡萄柚（1/2 顆）	100	0
白飯（飯碗少量 1 碗）	100	0.1
優格	100	0.1
蝦子（草蝦）	80	0.1
鱈魚子	20	0.1
洋蔥	50	0.1
海帶芽	10	0.1
葡萄	100	0.1
麻薯（2 顆）	100	0.2
維也納香腸（2 根）	30	0.2
背肉火腿（3 片）	40	0.2
雞肉	80	0.2
鱈魚	100	0.2
白蘿蔔	100	0.2
番茄	100	0.2
茄子	60	0.2
青椒（2 顆）	60	0.2
蒟蒻	50	0.2
新鮮香菇	50	0.2
橘子（2 顆）	100	0.2
高麗菜	100	0.3
蒟蒻薯	50	0.3
香蕉	100	0.3
木綿豆腐（1/3 塊）	100	0.3
吐司（6 片切的 1 片）	60	0.4
鮭魚	80	0.4
馬鈴薯	100	0.4
芋頭	80	0.4
竹莢魚	80	0.5
西太公魚	60	0.5
糙米飯（飯碗少量 1 碗）	100	0.6
烤鰻魚	80	0.6
鴻喜菇	50	0.6
豬肉	80	0.7
番薯	100	0.7
奶油花生	20	0.7
雞蛋（1 顆）	50	0.9
黃豆粉	10	0.9

第 3 話

C型肝炎限鐵飲食②

限鐵飲食的食材挑選重點

〈關於主食〉
以白米飯為中心

主食選擇白米飯、麵包或麵類的話,吃起來會覺得比較安心。

以白米為主食的話,精製度越高鐵質的含量就越少,所以相較於糙米,白米飯會是比較好的選擇。

至於麵包類,請選擇沒有加入水果乾或堅果類的簡單口味。義大利麵或炒麵、泡麵等鐵質的含量可能比較多,因此食用前要多加注意。

此外,加工食品因為含有各種添加物,可以的話盡量避免食用。

〈關於主菜類〉
藉由白肉魚或脂肪含量少的肉類來攝取蛋白質

以蛋白質來源的肉類、魚肉、海鮮類或豆製品為主菜。

因為鐵質含量較高而必須加以控制的食物,首先是動物的肝等內臟類,還有貝類等。接著是沙丁魚或秋刀魚等背部呈現藍色的魚類。這些食物含有DHA或EPA等營養素,一般來說是鼓勵大家多多攝取的食物,不過C型慢性肝炎的患者還是暫時先避免食用比較好。另外還有納豆、炸豆皮、以及飛龍頭豆腐之類的大豆製品也都必

180

《C型肝炎限鐵飲食的基本》

基本的飲食

- 正確地攝取適當的熱量
  ▶標準體重 1kg ／ 30kcal ／ 1天
- 攝取優質的蛋白質 ▶ 65～70g ／ 1天
- 注意不要攝取過量的脂肪
  ▶總卡路里攝取量的 20～25%
- 攝取充足的維他命、礦物質
- 避免食用鐵質含量多的食品 ▶ 5～7mg ／ 1天

限鐵飲食的食材選擇參考

食材的分類	建議食材	必須注意的食材
主食	以米飯為主	全麥粉所製成的麵包類、義大利麵
魚貝類	白肉魚、干貝	藍色魚、貝類、海草
肉類	雞肉、豬肉	肝
雞蛋		全面限量控制
豆類		全面限量控制
乳製品	可補充鈣質	
蔬菜、水果	白蘿蔔、番茄、高麗菜、洋蔥、茄子、薯類、菇類	菠菜、茼蒿、蔬菜乾、水果乾、橘子
休閒飲品	綠茶、紅茶、咖啡	

須加以注意,食用時一定要控制份量。

關於其他種類的食品,如果只是一餐當中食用的話,其實也不必過度緊張。因為主菜是蛋白質的來源,所以有必要確實攝取到一定程度的份量。而同樣屬於蛋白質的牛奶等乳製品,在食用上都沒有什麼特別的問題。至於肉類,可選擇去皮的雞胸肉或里肌肉,脂肪含量較少的腰肉、腿肉等,以海鮮為主菜的話,不論是鱈魚、鰈魚等白肉魚或竹莢魚、鮭魚、蝦子等都是不錯的選擇。

〈關於配菜〉
藉由淡色蔬菜、菇類來攝取維他命、食物纖維

在黃綠色蔬菜當中,菠菜、小松菜、茼蒿、蕪菁葉等是必須特別注意的種類。這些蔬菜所含的鐵質是屬於非血基質鐵,因此非常容易被身體吸收儲存。此外海帶芽跟羊栖菜也有同樣的問題。

至於在黃綠色蔬菜當中比較值得推薦的,則有番茄、紅蘿蔔、黃瓜和青椒等。由於黃綠色蔬菜是屬於鐵質含量較少的食物,所以患者可以安心地食用。其他像菇類含有豐富的食物纖維,也是非常適合當成配菜來積極攝取的食物。

選擇配菜時很容易使用到含有鐵質的食材,因此在烹調方法上有必要多加注意。例如涼拌芝麻,因為芝麻的鐵質含量很多,所以這種時候就可以改用醬油等醬汁來涼拌。

第 4 話 積極攝取抗氧化食品

抑制會導致炎症惡化的活性氧作用

生命活動中不可欠缺的氧化過程所產生的活性氧

蘋果切開後靜置一會兒就會變成咖啡色，而茶葉或咖啡豆等不密封保存的話，也會失去原有的風味。這些，都是因為接觸到空氣中的氧氣所引發的氧化現象。

在我們的體內，也會出現這種氧化現象。當醣類或蛋白質要轉換為熱量時，這種化學反應就是所謂的氧化過程。

除此之外，在這個氧化的過程中，還會產生一種如同是工業廢棄物的活性氧。隨著呼吸而進入的體內器官。

體內的氧氣當中，據說約有2％會變成活性氧。

另一方面，肝臟當中儲存著糖原等可以被轉換成熱量的營養素，因此生產熱量的活動極為頻繁。再加上肝臟具有解毒作用，必須分解進入人體的異物，例如處理食品添加劑等化學物質、酒精或藥物等成分。

在這些不同的化學反應過程中，都會產生活性氧。因此我們可以說，若從肝臟所負責的工作來看，這是一個會直接承受活性氧不良影響的體內器官。

由此可知，這些活性氧會對肝藏的細胞膜或

182

PART 6　肝病患者的飲食生活

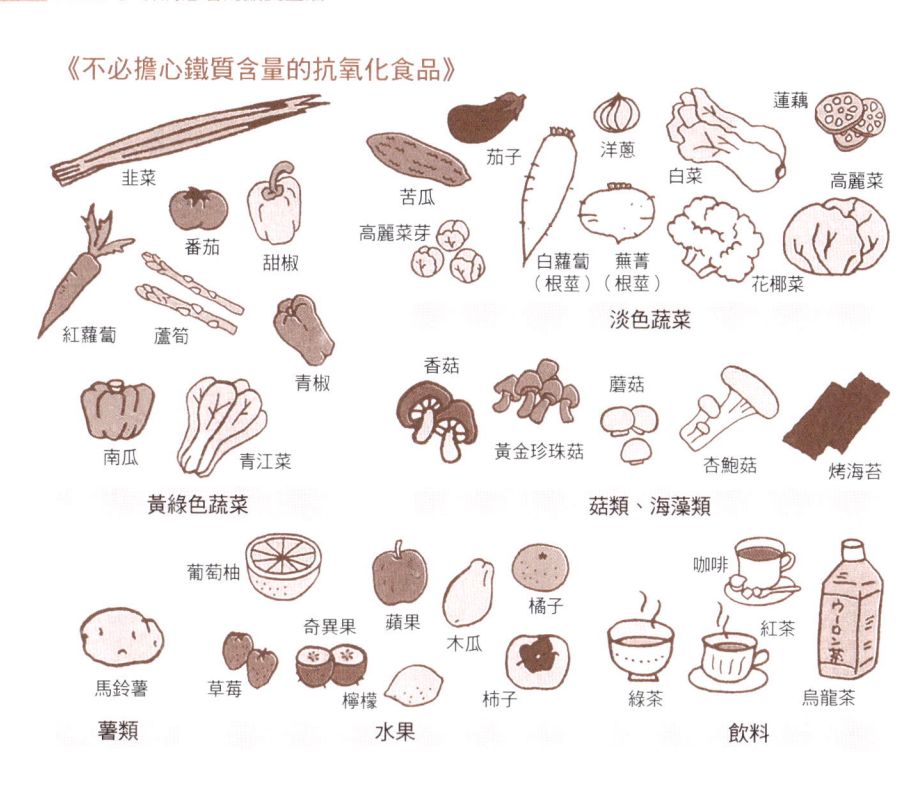

《不必擔心鐵質含量的抗氧化食品》

韭菜、番茄、甜椒、紅蘿蔔、蘆筍、青椒、苦瓜、高麗菜芽、茄子、白蘿蔔（根莖）、蕪菁（根莖）、洋蔥、白菜、花椰菜、高麗菜、蓮藕
淡色蔬菜

南瓜、青江菜
黃綠色蔬菜

香菇、黃金珍珠菇、蘑菇、杏鮑菇、烤海苔
菇類、海藻類

馬鈴薯
薯類

葡萄柚、奇異果、草莓、蘋果、檸檬、木瓜、柿子、橘子
水果

咖啡、綠茶、紅茶、烏龍茶
飲料

攝取鐵質含量少的抗氧化食品

可防止氧化的營養素有胡蘿蔔素、維他命B2、維他命C、E等，而含有這些營養素被稱為是抗氧化食品。

黃綠色蔬菜或種子果實類、大豆等雖然含有較多的抗氧化成分，但這些食物同時也含有鐵質。

由於C型慢性肝炎的患者必須控制鐵質的攝取量，所以不得不另外選擇其他沒有含鐵質的抗氧化食品。

基因造成嚴重的傷害，不僅會導致炎症惡化，甚至還會誘發各種病症或癌症等。

促成活性氧發生的原因，其他還有壓力、抽煙、紫外線等，所以除了飲食之外，在各個生活層面上也要多加注意才行。

還有，積極地食用可以抑制活性氧產生作用的抗氧化食品，也可帶來不錯的效果。

第 5 話

守護肝臟的飲食生活重點

早、午、晚規律地攝取均勻的飲食

利用主食、主菜、配菜來取得平衡

在一天三餐當中,分別利用主食、主菜、配菜來做各種菜色的搭配組合,就是基本的原則。

主食以白米飯、麵包或麵類等穀物為主,一餐的量設定為飯碗不裝滿2碗,或是吐司8片切的一片等,先決定好固定的份量再開始實施。

主菜是由魚類、肉類、雞蛋、大豆、大豆製品等食材烹調而成的主要菜餚。請注意不要把三道菜都做成主菜,例如全部以肉類來烹調,而是輪流使用雞蛋、魚類或豆腐等不同的材料,來搭配出不一樣的菜單。烹調的方法也有豐富的變化,不論是燒烤、油炸、蒸或炒等,還可以做成羹湯勾芡,選擇非常眾多。

配菜可以使用蔬菜、菇類或海藻類等製成小碗或小盤的料理來增添菜色。不論是涼拌、沙拉、醋醃漬物、滷菜、炒菜等都能帶來豐富餐桌的效果。此外薯類也是不可或缺的菜色。

如果再加上水果等飯後點心,將可帶來意想不到的滿足感。而且在甜點中搭配牛奶、優格或起司等食材,也能讓營養變得更完整。

這裡需提醒一點,就是不要因為認為食物都具

《利用主食、主菜、配菜來取得平衡》

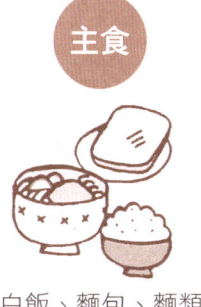

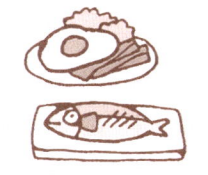

主食
白飯、麵包、麵類

主菜
魚類、肉類、雞蛋
大豆、大豆製品

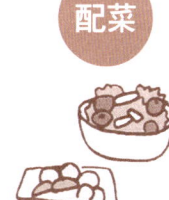

配菜
蔬菜、菇類
海藻、薯類

1天食用30道的食品

有營養價值、或是以個人喜好為理由來挑食，例如光吃肉是無法獲得所有必要的營養素。可以的話請一天準備30道不同的菜色，並且想辦法讓自己盡量攝取到更多種類的食物。

食用越多種類的食物，就能獲得越多的營養素，還能讓營養變得更均衡。

早、中、晚規律地攝取均勻的飲食

早、中、晚正確而規律用餐的觀念已逐漸消失，取而代之的是一旦肚子餓就隨便找東西吃的人有越來越多的趨勢。

即使一天當中所攝取的卡路里或食物內容都相同，但隨著吃東西的時間規律與否，也會對肝臟帶來不同程度的負擔。肝臟的工作是把食物的營養素合成變為人體所需的熱量或胺基酸，並且還要負責儲蓄或釋出來應付所需。

肝臟一向被稱為是沉默的器官，然而就算肝臟

1天：24小時

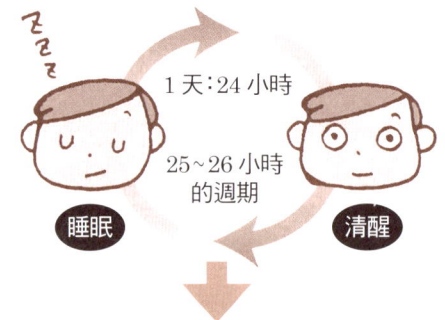

25～26小時的週期

睡眠　　清醒

利用早餐來重新調整 24 小時的週期

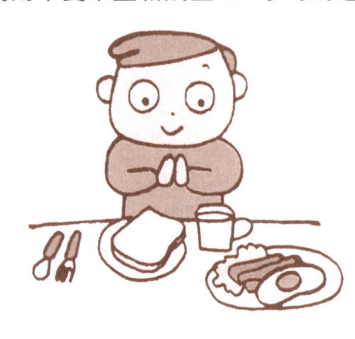

再堅強無比，也耐不住早餐不吃、但半夜卻大啖拉麵或蓋飯等不正常的飲食習慣，當肝臟的活動量增加壓力也會隨之累積，最後肝臟一定會做出無言的抗議。

在某個實驗當中，發現人類如果處在一個完全不見天日的黑暗環境中生活，會自動重複進行 25～26 小時週期的睡眠與清醒狀態。不過在現實的世界中，我們是過著一天 24 小時的規律生活。

每天睡到早上眼睛就會自然睜開，然後出門上班或上課，這就是我們所擁有的生活節奏。身體的代謝、荷爾蒙的代謝、免疫機能等也都具有一定的規律節奏。體內有一個生理時鐘，而負責控制時間的就是我們的大腦。

在這個生理時鐘裡被設定為 24 小時週期的是一天當中的三餐，尤其是早餐的時間。也就是說，早餐可作為啟動一天的生活節奏，是非常重要的一餐。

腦部所需的熱量只能由葡萄糖來形成。不過目前已得知腦部的活動，只要有一種名為血清素的物質存在就能活躍地運作。而這種血清素是由一種名為色胺酸的胺基酸所產生。

早餐請務必食用能提供葡萄糖的米飯、以及能供給胺基酸的蛋白質菜餚，別忘了要每天早上定時啟動自己的生理時鐘。此外，如果確實攝取從早餐到午餐之間所需的熱量，血液循環就會變好，於是身體會跟著甦醒，讓動作變得更靈活。

186

午餐是為了儲備下午活動所需的熱量，而晚餐則是替疲憊的身體帶來營養補充，為了迎接明天的挑戰，一定要讓肝細胞獲得再生的機會。如果想幫助肝細胞再生，請充分攝取蛋白質或鈣質。

晚餐請在睡前3小時食用完畢，這樣比較不會對胃帶來負擔。

多吃蔬菜吧

新鮮的蔬菜或水果當中含有豐富的維他命及礦物質，可為身體的運作帶來潤滑的效果。香菇或海藻類擁有許多食物纖維，對於整腸通便很有幫助，因此建議可積極地多多食用。

雖然在所有的烹調方法中，最麻煩的就是蔬菜料理，不過在此要請大家捨棄蔬菜等於「生菜沙拉」的印象。因為就算真的很想吃沙拉，也不可能一次吃下太多的份量。可是藉由炒、水煮、蒸或滷的烹調方式，只是一個簡單的動作就能吃下許多的份量。

黃綠色蔬菜含有豐富的維他命A、D、E，如果跟油一起食用的話可提高吸收率。

隨著品種改良和全球性的出口流通，市面上的蔬菜已經逐漸失去季節感。然而以菠菜為例，夏季跟冬季的營養價值就有極大的差距，所以在選購時還是必須注意盛產季節，選擇當季的蔬果來食用。

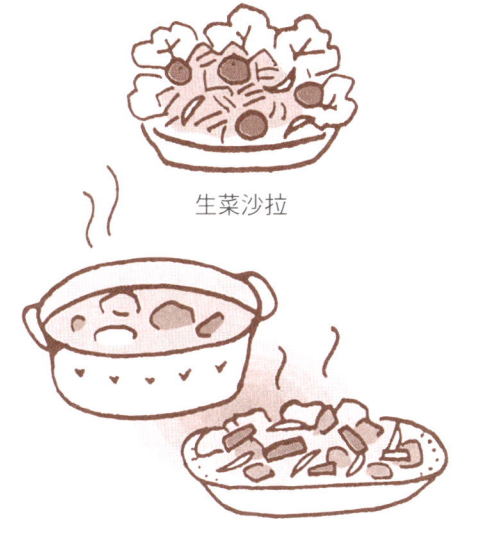

生菜沙拉

利用炒、煮、蒸、燉等來烹調

鹽分攝取一天控制在8克以內最為理想

● 讓自己習慣清淡的口味

日本人的鹽分攝取量是一天13克。可以的話希望一天的鹽分攝取量能低於10以下，如果可以控制在8克則是最理想的狀態。

為了達到這個目標，盡可能自己動手做料理，並養成仔細咀嚼的習慣，好好品嚐食材原本的滋味。

外面販售已經完成的熟食菜餚或加工食品、外食餐廳的菜色等往往口味都過重。除了鹽分之外還會加入許多調味料，所以在吃進嘴裡的瞬間才會覺得好吃。

不過一旦習慣就會逐漸麻痺，於是容易變成口味越吃越重。如果希望自己能在平時養成清淡飲食的習慣，最好還是盡量自己動手做料理。

● 為了讓口味清淡而下功夫

・使用新鮮的當季食材

使用當季盛產的蔬菜或魚類來增加餐桌的豐盛度，這樣吃起來也會格外美味。當季的特產食材營養價值高，而且還能品嚐到食材本身所具有的原始風味。新鮮度不夠的食材不僅維他命等營養素已流失，魚類甚至還會散發出腥臭味，如果不多加一些味噌或醬油來掩蓋的話根本不能吃，因此才會不得不借助調味料或辛香料的力量。

・利用天然的昆布或柴魚高湯的鮮味

烹調滷菜或湯品時，一旦調味料加得少，總讓人覺得好像少了什麼。不過製作過程中若加入高湯，就能產生好吃的滋味。

不論使用昆布或柴魚片、魚頭魚骨、雞骨等，都可以輕鬆熬出鮮美的高湯。此外，煮高湯時也可將切下來的蔬菜頭尾丟入鍋中一起熬煮。雖然直接使用市售的高湯塊非常方便，不過因為當中也含有鹽分，所以加了只會出現反效果。

PART 6 肝病患者的飲食生活

・利用檸檬或醋等酸味

米醋、黑醋、蘋果醋、紅酒醋、還有最近以葡萄為原料所製成的巴薩米克醋等，食用醋的相關產品也越來越多了。而除了醋之外，在菜餚中加入檸檬、日本橘柚、日本柚子、酢橘、苦橙等也都能增添清香的風味。像這樣運用酸味所帶來的效果，不論是烤魚、油炸食物、乾煎料理或火鍋等，即使只加入少許的鹽分也能輕鬆享受清淡的口味。

・利用香味蔬菜、辛香料

薑、紫蘇、山椒嫩葉、蔥、日本柚子、芹菜、芥末、辣椒、胡椒等香味蔬菜或辛香料，都可以增加食物的風味，並且彌補清淡的味道或是視覺上的不足。因為這些食材同時具有增進食慾的效果，所以在食慾不振時不妨多加利用。

在煮芋頭或白蘿蔔中灑入日本柚子，或是在湯汁中倒入咖哩粉，甚至在清湯中加上蔥花等，只要一個小小的動作就能讓簡單料理瞬間升級。不過辛香料絕對不能使用過度。

・適度地利用油的香醇風味

油炸類或熱炒之所以讓人覺得好吃，主要是因為同時具有香味和濃郁的口感。炸魚、沙拉、醃漬料理、糖醋料理、中式涼拌菜等，只要加入油就能讓菜餚變得更好吃。不論是烹調醬汁料理、涼拌、熱炒或是湯品等，在最後滴2～3滴芝麻油到料理中，就能增加美味程度，以達到減少用鹽的目的。減少鹽分的攝取量不僅有益肝臟，同時還能預防高血壓或動脈硬化等疾病。

此外，不一定要把所有的菜色都做成清淡口味，可以選擇其中一道讓口味稍微濃厚，像這樣的自由調整也是有必要的。

●預防水腫或腹水產生

當肝臟的功能減退時，就會出現水腫或腹水堆積的現象，這些都是因為血液循環不良所導致。我們所攝取的蛋白質並不能直接被利用，而是必須先在消化道內分解成胺基酸，然後再送往

189

蛋白質的合成
- 白蛋白
- 球蛋白
- 纖維蛋白

消化道內分解
⇩
成為胺基酸

送往全身　　蛋白質

白蛋白的分泌量一旦下降

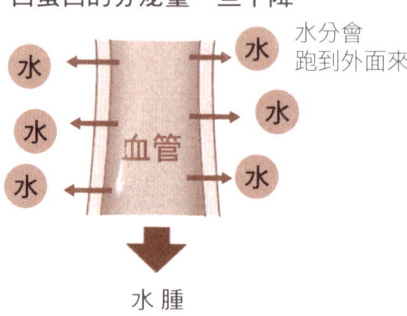

水分會跑到外面來

水　血管　水

⇩

水腫

肝臟。接著肝臟會將之合成為白蛋白、球蛋白和纖維蛋白等蛋白質，最後送到全身。其中白蛋白是負責防止水分從血管中滲出的工作，只是當肝臟功能受損時，白蛋白的合成量也會隨之減少。

於是血液變得稀薄，並且在滲透壓的原理下開始出現水分從血管外滲的情況，結果身體就會形成水腫的現象。鈉具有維持液體滲透壓的作用，因此鹽分一旦攝取過多，將會導致體內失去平衡。

慢慢咀嚼，享受美食

在忙了一整天之後好不容易可以跟家人聚在一起享受晚餐，更應該放鬆心情慢慢品嚐。

透過仔細咀嚼的動作，可嚐到食材的真實滋味。而且慢慢咀嚼可增加唾液的分泌量，連腦部都會因為受到刺激而謝代變得活絡起來。

狼吞虎嚥的結果，只會導致過量飲食。因為腦部的下視丘，從開始進食必須經過30分鐘才會發出飽足的訊號。於是在得不到飽足感的情況下，無論如何都會想要再吃點什麼，而這也是為什麼狼吞虎嚥的人通常都有肥胖的傾向，吃飯時若能細嚼慢嚥，還能得到避免肥胖的好處。

PART 6 肝病患者的飲食生活

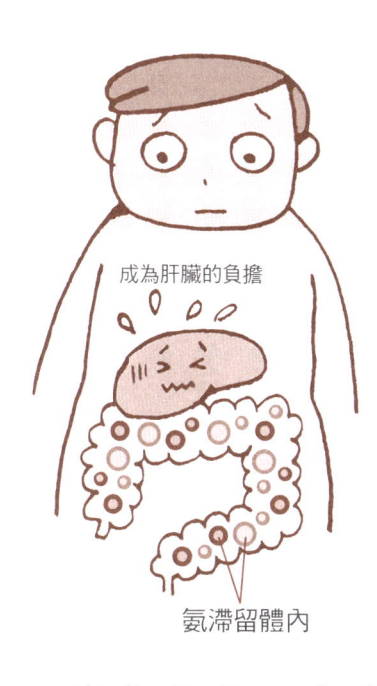

為了避免增加肝臟的負擔，必須預防便秘

肝臟會對體內的有害物質進行氧化或還原等各種不同的化學反應，讓這些有害物質無毒化，也就是我們常說的「解毒作用」。解毒後所產生的物質會經由血液進入尿液排出體外，或是以糞便的方式來排除。

所謂對身體有害的物質，就是指蛋白質分解時所產生的氨、酒精、藥物、以及食品添加物等。

一旦出現便秘的情況，糞便當中的氨會變得很難排出體外，結果長時間停留在大腸內，於是又會隨著血液回到肝臟去。光是這樣就會增加肝臟的解毒工作，並且帶來更多的負擔。

尤其是已經出現問題的肝臟，在解毒作用無法順利發揮功效的情況下，這些有毒物質可能會被運送到腦部，結果引發肝性腦病變的症狀。關於這一點，有肝硬化的人要特別注意。

另一方面，因為生病而導致肝臟無法順利分泌膽汁，於是排除機能下降，也會容易產生便秘的現象。當我們吃下去的食物到達十二指腸時，膽汁也會從膽囊中流到十二指腸，以達到幫助消化、吸收的目的。

讓自己每天過著正常而規律的生活，並養成在早餐過後上廁所的習慣。或是早上起床後，喝一杯冷開水或牛奶也是不錯的方法。平時多食用食物纖維含量多的蔬菜、菇類、海藻類，而且三餐定時定量，確實做到預防便秘的要點。

成為肝臟的負擔

氨滯留體內

第 6 話 聰明管理卡路里與營養素

利用四群點數法來取得均勻的飲食

堅定意志，不過飲過食

吃飯是一種每天不斷重複的日常工作，幾乎不會抱持著特別的意識，所以最能反應出個人的喜好或飲食習慣。這一點如果再加上生活作息不正常，就會引發文明病的產生。

所謂的飲食，如果是依照個人的喜好來做選擇，那麼無論如何都很容易出現營養不均衡的情況。尤其是肝病患者必須擁有均勻的飲食，所以必須先堅定意志，由患者自己下定決心徹底改變，並且面對飲食上的一切問題。

在我們周遭有許多食品，其中也包括人為加工過的種類。在這些氾濫的食物群當中到底要如何選擇？又該吃多少份量？於是這些選擇方法、食用方式就顯得特別重要。

為此，取得一個值得參考的標準就有其必要性。因此在本書當中，將為大家介紹一種名為「四群點數法」的飲食療法，這個方法把含有相同營養素的食物歸類並分成四個群組。之後，還會順便為大家解說六種食物群的區別方式。

只要每天依照這種方法來進行飲食，即使不特別仔細計算，也可以自然擁有均衡的飲食。

192

PART 6 肝病患者的飲食生活

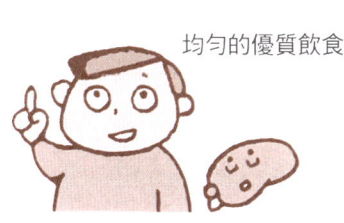

四種食物群的分類及其特徵

《四群點數法》

第一群	牛奶、乳製品、雞蛋	3 點
第二群	魚肉海鮮類、肉、肉類加工品、大豆、大豆加工品	3 點
第三群	黃綠色蔬菜、淡色蔬菜、薯類、水果類	3 點
第四群	穀類、砂糖、油脂類	11 點

均勻的優質飲食

把每天都必須攝取的食物,依照類別分成四個群組。其中1點相當於80卡路里,並且在各個組中攝取到必要的點數。基本參考值是一天總計20點(1600卡路里),請大家配合自己的體重或活動量等不同考量來做加減的動作。

所謂的80卡路里,大約是雞蛋1顆、牛奶2/2杯(140cc)、香蕉1根、中蘋果1顆、馬鈴薯1顆的程度。只要記住大概的參考值,就能輕鬆計算出自己可以攝取的份量。

第一群 全能的食物群…3點

這是牛奶、乳製品和雞蛋的群組。這個群組中的食品,都含有蛋白質、脂肪、維生素、礦物質等的營養素。其中連日本人容易出現不足的鈣質、鐵質、維他命A、B2等各種營養素都包含在內,是營養非常完整的一個群組。

尤其是牛奶、優格當中的鈣質很容易被人體吸收,是極為優質的食品。

雞蛋擁有優質的蛋白質,是一般家常食材中不會缺少的品項,而且料理方法既簡單又輕鬆。

第二群 構成身體肌肉、血液等的食物群…3點

可做成主菜的食品群。從魚肉海鮮類、肉、肉類加工品、大豆、大豆加工品當中各取得1點。

被歸類在這個群組的食物當中,除了蛋白質之外,不同食物的營養素含量也都大不相同,例如脂肪、維他命A、維他命B1、B2、鐵質或鈣質等均有差異。

193

在熱量來源的比較上，脂肪含量較多的食物，會有蛋白質含量較少的傾向。白肉魚類或花枝、貝類等脂肪含量少，因此卡路里也較低，是可以多吃的種類。另一方面像鮪魚肚、鯖魚、沙丁魚、秋刀魚等脂肪含量高，所以卡路里也會隨之升高。不過也沒必要因此變得神經質，如果吃下一人份的鮪魚肚，只要隔天早上安排鱈魚當早餐主菜，一樣還是可以取得營養上的均衡。

不同部位的肉類脂肪含量會出現大幅差距，因此要特別注意。例如沙朗、背肉、絞肉等部位的脂肪較多，而腰肉、腿肉或里肌肉等則是相對較少的。在選擇主菜的食材時，這些都是要加以注意的部分。

第三群 可以在蔬果店購買到的食物群…3點

黃綠色蔬菜、淡色蔬菜、薯類、水果類等食物，可以調整身體的機能。

被歸類在這個群組的食物當中，含有豐富的維他命A（胡蘿蔔素）、維他命C、其他的維他命類、礦物質、以及食物纖維等。其中維他命C，只有透過這個群組的食物才能攝取到。

在準備配菜的小盤或小碗料理時，這個群組是不可或缺的食材。不論吃多少肉或魚，沒有搭配蔬菜一起食用的話就會失去意義。以份量來說，蔬菜的攝取量最好是主菜的3倍。肉類料理輕鬆就能完成，但蔬菜料理卻必須花費較大的工夫。雖然在嫌麻煩的情況下很容易選擇用當季盛產的葉菜類迅速燙熟、或是稍微煮一下就能攝取到大量的蔬菜。

黃綠色蔬菜含有許多胡蘿蔔素，跟油一起食用的話可幫助提高吸收率。

淡色蔬菜擁有優質的食物纖維，當成單品配菜還能增加餐桌的豐盛度。此外也別忘了含有豐富食物纖維的蒟蒻、以及海藻類。

這個群組的食物中所富含的維他命B1、B2、C等很容易隨著水分流失，因此不必擔心攝取

194

過度。

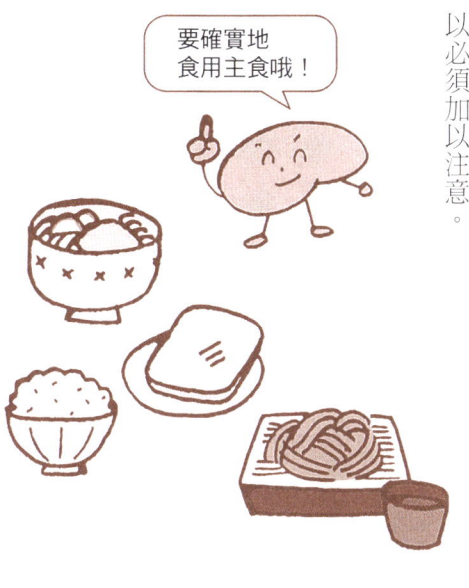

薯類含有許多澱粉，所以有些人會把薯類當成是熱量的來源。再加上維他命C或B1、食物纖維也比較多，而且調理過程所流失的營養素少，這些都是薯類的優點。

生吃已經成熟的新鮮水果是最好的選擇。把當季的盛產水果當成飯後點心，還能增加用餐的樂趣。只要食用過多會導致肥胖的現象，所以必須加以注意。

> 要確實地食用主食哦！

第四群 身體活動的熱量來源⋯11點

這是穀類、砂糖、油脂類的群組。一旦食用過量，就會變成脂肪並儲存在體內，變成不討人喜歡的財產。

被歸類在這個群組的穀類除了是熱量的來源之外，同時也含有蛋白質或維他命B1等。油當中含有維他命E，所以也不能完全將之視為是不好的食品。

白米飯、烏龍麵、麵包、蕎麥麵等都可以成為主食，所以在展開飲食療法之前必須先確定每天要食用的份量。主食沒有確實吃飽的話，肚子一餓就很容易想要吃零食。

沙拉油、大豆油、奶油、乳瑪琳等在烹調的過程中，請注意不要使用過量。

如果習慣在喝咖啡或紅茶時加入砂糖，請記住一旦加到固定的份量就絕對不能再超過。休閒零嘴在穩定情緒上有其必要性，所以不需要完全禁止，而是適量即可。

195

《四群點數的參考表》（1點為 80kcal 的參考值）

第一群 3 點　　全能的食物群

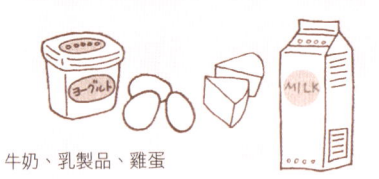

這個食物群當中，含有優質的蛋白質、脂肪、維他命和礦物質。而日本人容易缺乏的鈣質、鐵質、維他命 A、B2 等各種營養素都也都包含在內，是營養豐富完整的群組。

牛奶、乳製品、雞蛋

	食品名稱	1 點的參考份量
奶類、乳製品	牛奶	將近 2/3 杯
	無糖優格	2/3 杯
	優格飲料	將近 2/3 杯
	帕瑪森起司	3 大茶匙
	切達起司	1 片
	卡門貝爾起司	1 片

	食品名稱	1 點的參考份量
奶類、乳製品	鄉村起司	1/3 杯
	脫脂奶粉	3 大茶匙多
蛋	雞蛋	1 顆
	鵪鶉蛋	5 顆
	蛋豆腐	100g

第二群 3 點　　可以製作身體或肌肉、血液等的食物群

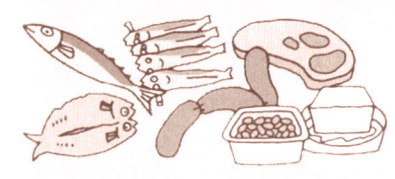

魚類 1 點、肉類 1 點、大豆、大豆加工品 1 點，總攝取量共 3 點。

被歸類在這個食物群組的食物當中，除了蛋白質之外，不同食物的營養素含量也都大不相同，例如脂肪、維他命 A、維他命 B1、B2、鐵質或鈣質等均有差異。

魚肉海鮮類、肉、肉類加工品、大豆、大豆加工品

	食品名稱	1 點的參考份量
魚肉海鮮類	秋刀魚	1/3 條
	沙丁魚	小 1 條
	青甘魚	1/3 片
	鯖魚	1/2 片
	土魠魚	1/2 片
	鰹魚	1/2 片
	鰹魚生魚片	3 片
	梭子魚	1/2 條
	鰈魚	小 1 條
	香魚	1 條
	鮪魚生魚片（紅肉）	5 片
	竹筴魚	中 1 條
	鱸魚	小 1 片
	比目魚	小 1 片
	真鯛	1/2 片
	大頭鱈	1 片
	西太公魚	10 條
	干貝	3 個
	明蝦	4 隻

	食品名稱	1 點的參考份量
魚肉海鮮類	花枝（身體）	1/2 隻
	草蝦	5 隻
	鱈場蟹	100g
	水煮鱘魚	80g
	蚵	8 顆
	帶殼蛤蜊	270g
	味醂魚乾	1 條
	竹串魚乾	2 根
	鰭魚乾	1 條
	水煮鯖魚罐頭	1 片
	水煮鮭魚罐頭	1 片
	竹筴魚乾	中 1 條
	柳葉魚乾	3 條
	鮭魚卵	1 大茶匙多
	鱈魚子	1/2 塊
	烤竹輪	1 根
	蟹肉風味魚板	8 條
	魚丸	3 顆
	甜不辣	1 片

196

PART 6 肝病患者的飲食生活

	食品名稱	1點的參考份量
肉類	牛五花肉	20g
	牛絞肉	35g
	牛腰肉	45g
	牛腿肉	45g
	豬五花肉	20g
	豬腰肉	70g
	豬絞肉	35g
	雞腿肉	40g
	雞胸肉	40g
	雞里肌肉	75g
	雞肝	70g
	培根	1 片半
	維也納香腸	1/2 根
	背肉火腿薄切片	2 片

	食品名稱	1點的參考份量
肉類	烤牛肉	40g
	豬肝	65g
	豬背肉	30g
	豬腿肉	45g
大豆、大豆加工品	凍豆腐	1 塊
	黃豆粉	2 大茶匙
	炸豆皮	1/2 片
	納豆	1 盒
	飛龍頭豆腐	1/2 塊
	木綿豆腐	1/3 塊
	豆漿	3/4 杯
	毛豆	110 g
	紅豆沙	2 大茶匙

第三群 3 點　可以在蔬果店購買到的食物群

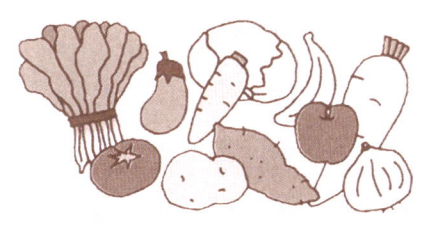

這個群組的總點數是 3 點。請依照參考量攝取黃綠色蔬菜 100g、淡色蔬菜 200g、薯類 100g、水果 200g。

被歸類在這個群組的食物當中，含有豐富的維他命 A（胡蘿蔔素）、維他命 C、其他的維他命類、礦物質、以及食物纖維等。其中的維他命 C，只有透過這個群組的食物才能攝取到。

黃綠色蔬菜、淡色蔬菜、薯類、水果類

	食品名稱	1點的參考份量
黃綠色蔬菜	高麗菜芽	7 顆
	南瓜	90g
	紅蘿蔔	2 根
	豌豆莢	220g
	綠花椰	1 顆
	迷你番茄	28 顆
	秋葵	30 根
	四季豆	350g
	青椒	13 顆
	菠菜	400g
	番茄	2 顆
	青江菜	6 顆
	小松菜	570g
	紅菜萵苣	500g
淡色蔬菜	玉米	2/3 根
	牛蒡	120g
	蓮藕	120g
	洋蔥	1 顆
	黃甜椒	2 顆

	食品名稱	1點的參考份量
淡色蔬菜	蔥	3 根
	花椰菜	1 顆
	高麗菜	1/2 顆
	蓮藕	6 個
	白蘿蔔	440g
	蕪菁	5 個
	苦瓜	2 條
	豆芽菜	530g
	白菜	大 1/4 顆
	北瓜	3 條
	小黃瓜	6 根
	萵苣	1 1/2
薯類	番薯	1/3 顆
	馬鈴薯	1 顆
	山藥	120g
	芋頭	4 顆
水果類	香蕉	1 根
	酪梨	1/4 顆

	食品名稱	1點的參考份量
水果類	柿子	2/3 顆
	蘋果	2/3 顆
	奇異果	1 1/2 顆
	橘子	2 顆
	伊予柑	1 顆
	八朔橘	1 顆
	柳丁	1 1/2 顆

	食品名稱	1點的參考份量
水果類	梨子	1/2 顆
	琵琶	6 顆
	西瓜	2 片
	葡萄柚	將近 1 顆
	草莓	20 顆
	柿子乾	1 1/2 個
	鳳梨罐頭	2 1/2 片

第四群 11 點　身體活動的熱量來源

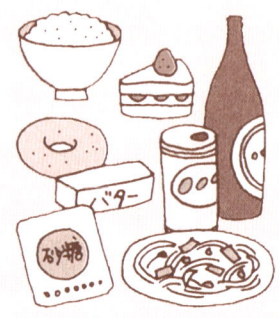

請利用這個群組來調整一天所攝取的熱量。若以1天 1600kcal 的情況來計算，第一～三群中各3點總計9點，因此剩餘的11點就必須在第四群中攝取。即使所攝取的熱量必須做調整，第一～三群還是維持不變，並利用第四群來做增減的動作。如果所攝取的熱量必須增加，就請增加白飯的食用量。一天的參考份量，大約是白米飯不裝滿4碗、吐司6片切的一片、砂糖2大茶匙、油1大茶匙等。

一旦食用過量，就會轉換成脂肪而累積在體內。這個群組所屬的食品穀類除了可以成為熱量來源外，還含有蛋白質或維他命B1等營養素。而油當中也含有維他命E，所以不能完全將之視為是不好的食物。

穀類、砂糖、油脂類

	食品名稱	1點的參考份量
穀類	白飯	飯碗 1/3 碗
	麻薯	2/3 塊
	飯團	1/2 顆
	義大利麵	20g
	水煮烏龍麵	1/3 碗
	餃子皮	5 片
	吐司	6 片切的 1/2 片
	可頌麵包	1/2 塊
	圓麵包	2/3 塊
	法國麵包	1 片
	紅豆麵包	1/3 塊
調味料等其他食品	白砂糖	2 1/2 大茶匙
	蜂蜜	1 大茶匙多
	雞湯塊	9 塊
	咖啡塊	16g
	味噌	2 1/2 大茶匙
	醬油	1/2 杯
	橘子果醬	1 1/2 大茶匙
	低糖草莓果醬	將近 2 大茶匙
	奶油	11g
	美奶滋	1 大茶匙

	食品名稱	1點的參考份量
調味料等其他食品	炒芝麻	1 1/2 大茶匙
	杏仁	11 顆
	奶油花生	16 顆
零食	洋芋片	14g
	牛奶巧克力	14g
	牛奶糖	3 1/2 顆
	花林糖	3 根
	餅乾	3 片
	綜合米菓	21g
	甜甜圈	1/2 塊
	長崎蛋糕	1 片
	銅鑼燒	1/2 塊
	奶油泡芙	小 1 顆
	草莓蛋糕	1/3 塊
飲料	柳橙汁	將近 1 杯
	碳酸果汁飲料	2/3 杯
	威士忌	2 大茶匙多
	啤酒	1 杯
	汽泡酒	將近 1 杯
	紅酒	1/2 杯

PART 6 肝病患者的飲食生活

第 7 話

營養素的作用及其必須的份量

了解營養素的作用，從飲食中適量攝取

成為熱量來源的碳水化合物

白米飯、麵包、烏龍麵、義大利麵等所含的碳水化合物，是每天活動不可或缺的熱量來源。

碳水化合物會在胃腸中分解成葡萄糖，然後從腸道吸收後送到肝臟或全身。不馬上使用的部分，會以糖原的形式儲存在肝臟中，等身體需要時再從肝臟分解成為葡萄糖，並且送進血液裡。

● 我們的熱量來源大部分是碳水化合物

身體所需的熱量約有55％是透過碳水化合物來獲得補充。1公克的碳水化合物約可產生4卡路里的熱量。

近來年輕人已經養成少吃米飯、多吃肉的飲食習慣，雖然有很多人認為米飯不要多吃，但是希望各位患者還是能培養確實食用米飯的習慣。

● 請適量地攝取

如果不吃碳水化合物而是光吃脂肪含量高的肉類，血液當中的膽固醇指數就會升高，而且最後糖原（碳水化合物）會被胺基酸取代而消耗掉，於是造成肝臟的負擔。

碳水化合物燃燒轉變成熱量時，會產生二氧化碳和水，而蛋白質燃燒時則會產生氮化合物

199

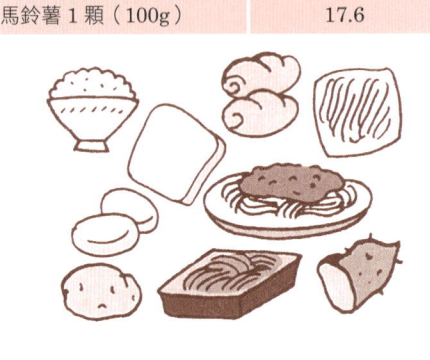

含有豐富澱粉的食品	含有量（g）
1 碗白米飯（150g）	55.6
吐司 6 片切的 1 片	42.0
圓麵包 2 個（80g）	38.9
水煮烏龍麵 1 球（200g）	43.2
麻薯 2 塊（100g）	50.3
水煮蕎麥麵（200g）	52.0
義大利麵（90g）	64.9
番薯 1/2 顆（100g）	31.5
馬鈴薯 1 顆（100g）	17.6

氨就是其中的一種，是屬於對身體有害的物質。

因為將這些物質無毒化是肝臟的工作，所以就結果而論終究還是成為肝臟的負擔。

由於碳水化合物是主食，如果一天所需的熱量必須是1600卡路里的話，就需要攝取220克的醣類。只是一旦攝取過量，剩餘的熱量就會造成肥胖，所以要特別注意。不論過多或不足，都會導致營養失去平衡。

● 從緩慢消化、吸收的澱粉中攝取

碳水化合物的種類中，有穀類或薯類等含量多的澱粉，還有蔗糖（砂糖）、果糖、麥芽糖、乳糖等。其中消化、吸收速度最慢的是澱粉，而最快的則是蔗糖和果糖。

消化、吸收速度快代表血糖值升高的速度也快，因此一旦大量食用就會導致胰臟分泌出大量的胰島素。這就是中性脂肪增加的原因，同時也是造成肥胖的起因。

為了避免這種情況發生，所以主食必須選擇含有較多澱粉，能達到緩慢消化的種類。

澱粉含量較多的食物有米飯、麻薯、麵包、烏龍麵、蕎麥麵或義大利麵等。此外，番薯、馬鈴薯或芋頭等也都是屬於這一類的食物。

身體構成的基礎是蛋白質

肉類、魚類、雞蛋、大豆等所含的蛋白質，是人體發育或組織再生不可或缺的材料，只是蛋白

200

含有豐富澱粉的食品（淨重）	含有量（g）
鰤魚（1片80g）	17.1
鱈魚（1片100g）	18.1
鰈魚（1片100g）	19.6
沙丁魚（2條80g）	15.9
秋刀魚（1條100g）	18.5
竹筴魚（1條70g）	14.5
生鮭魚（1片80g）	17.8
雞蛋（1顆50g）	6.1
木綿豆腐（100g）	6.6
水煮大豆（50g）	8.0
納豆（1盒50g）	8.2
牛奶（200cc）	6.6
加工起司（1片20g）	4.5
豬腰肉（80g）	18.1
豬腿肉（無脂肪80g）	17.0
雞腿肉（連皮80g）	13.8
雞里肌肉（80g）	18.4
雞胸肉（連皮80g）	15.6
牛腰肉（80g）	16.4
牛腿肉（80g）	15.6

質無法被身體直接拿來使用，而是必須先在消化道分解成胺基酸，然後再送往肝臟。肝臟會把這些胺基酸合成製作出白蛋白、球蛋白或纖維蛋白等，並且送到體內的各個器官。白蛋白可以防止水分從血管內滲出，而球蛋白負責免疫功能相關的作用，纖維蛋白則具有促使血液凝固的效果。

● 肝臟細胞也是由蛋白質所形成

前面曾提過經由食物攝取的蛋白質會先分解後送到肝臟進行再合成的動作，而這種再合成的過程中，負責作業的酵素也是由蛋白質所形成。此外肝臟本身的細胞一樣是由蛋白質所組成，所以對肝臟來說蛋白質是絕對不能缺少的營養素。

蛋白質是由20種左右的胺基酸所構成，而其中有8種被稱為必需胺基酸，這是人體內所無法自行合成的物質。如果這些必需胺基酸不足，那麼其他的胺基酸也沒辦法被人體好好運用，最後形成白白的浪費。

● 何謂優質的蛋白質？

所謂的優質蛋白質，是指含有均勻必需胺基酸的蛋白質，並且大多來自於動物性食品，例如魚類、貝類、肉類、雞蛋或牛奶等。另外植物性食物當中也有大豆、大豆製品等，都含有許多的優質蛋白質。不論是來自大豆或魚類，選擇食材時請盡量避免偏食，而是從各種不同的食物來源中攝取，尤其是主菜的部分。

每1公克的蛋白質約可釋放出4卡路里的熱

量。若以成年人的一天所需量來說，大約是每公斤體重相對於1～1.5公克。

另外，以所需熱量來計算的話約是15%左右。如果是一個需要1600卡路里的人，他的蛋白質必要量就是一天60公克。

●肝硬化可多攝取優質的蛋白質

所謂的肝硬化，就是指肝細胞的組織處於壞損的狀態，而且整個肝臟已經萎縮。此時必須多攝取含有必需胺基酸的優質蛋白質。另一方面，在肝臟仍保留原本的功能，尚未顯現出惡化徵兆的時期，也一樣必須多攝取優質蛋白質。

雖然這裡鼓勵大家要多多攝取，不過最重要的還是詢問醫師，以免攝取過度。吃下過多的蛋白質，就等於是攝取過多的脂肪。

鱈魚、鰈魚等白肉魚、脂肪含量少的里肌肉、腰肉、雞蛋、豆腐、納豆等都可多加運用。

脂肪也是重要的營養素

肉類或魚類中所含的油脂、以及沙拉油等脂肪類，會在腸道內分解成甘油和脂肪酸，主要是透過淋巴腺而運送到肝臟。接著肝臟會將這些物質合成製作出膽固醇、磷脂和中性脂肪，最後再送回血液當中。

這些物質會被用來製成細胞膜，或是被當成產生賀爾蒙的原料。由此可見，脂肪也是一種非常重要的營養素。

●動物性與植物性脂肪的平衡

脂肪跟醣類、蛋白質等同樣是屬於三大營養素的其中之一，雖然大家總認為脂肪是不好的物質，但事實上它也是人體所需的熱量來源。只是沒有必要因為罹患了肝病，就非攝取高脂肪不可。

脂肪一旦被分解，就會變成脂肪酸。脂肪酸分為飽和脂肪酸和不飽和脂肪酸兩種。通常肉類會

202

產生許多飽和脂肪酸,而不飽和脂肪酸則是大多來自大豆油、沙拉油、米所製成的油等植物油。不飽和脂肪酸當中的亞麻油酸或酸亞麻脂酸等,因為無法在人體內自行合成,所以一定要藉由食物來取得。這些植物油具有防止血液中的膽固醇附著堆積在血管中的效果。

除了食用油之外,其他奶油、乳瑪琳、肉類、魚類、雞蛋或牛奶等食品,也都能攝取到脂肪。脂肪的攝取量,請控制在必要熱量的20～25%之內。至於植物性跟動物性、以及魚類脂肪等來源,最好能維持在5比4比1的攝取比例。

● 急性肝炎的急性期或出現黃疸症狀時,必須減少脂肪的攝取量

在罹患肝病的急性期。在急性肝炎的過程中,必須限制脂肪攝取量是這是因為膽汁的分泌變差,以至於脂肪的消化也跟著減弱。請記住當患者本身沒有食慾時,更不可能會對油膩的食物產生興趣。像這種時候,請將飲食當中的油脂的食物含量降低為原本的一半。

此外,出現黃疸或脂肪肝的患者,甚至是有這些傾向的人都必須限制脂肪的攝取量。黃疸是指膽汁的色素膽紅素充滿整個血液的狀態,有可能是膽汁的分泌不足、或是無法順利流出等。膽汁是消化、吸收脂肪的必要物質,所以在膽汁不足的情況下攝取脂肪,就會因為消化不良而引起拉肚子的現象。

可調整身體狀況的維他命

維他命雖無法成為構成身體的元素或提供熱量,但對於潤滑肝臟運作卻是絕對必要的物質。此外維他命可修復損壞的肝細胞,修補或強化身體的組織,更是讓身體運作更平順的潤滑油。維他命也會被儲存在肝臟當中,並且在轉換成身體所需後,送往全身各處。維他命是人體內無法自行產生的物質,所以必須藉由食物來取得。

● 脂溶性維他命跟水溶性維他命

碳水化合物或蛋白質、脂肪等營養素若想在體內得到有效的運用，就必須同時擁有維他命。至於活化這些進入體內的維他命物質，則是肝臟所負責的工作。

維他命可分為水溶性跟脂溶性兩種。水溶性維他命有B1、B2、B6、B12、C等，如果攝取量超過身體所需的範圍，就會溶解在水中而排出體外。

脂溶性維他命有A、D、E、K等，因為會溶解在油脂當中，所以剩餘的部分會被儲存在肝臟裡。在罹患肝病的情況下，因為儲存能力會變差，為了活化維他命同時避免體內不足的現象，充分攝取就顯得非常重要。把含有脂溶性維他命的食材做成熱炒或油炸食物等，跟油一起食用的話可以更有效率。

不過，最近有些人會把維他命劑當成飲食的一部分來服用，因此經常出現攝取過量的情況。只要在日常生活中攝取均勻的飲食，就不會出現體內維他命不足的現象。

含有維他命的黃綠色蔬菜有紅蘿蔔、菠菜、小松菜、茼蒿、綠花椰、南瓜等，淡色蔬菜中有萵苣、高麗菜、白菜、白蘿蔔、小黃瓜、豆芽菜等。除蔬菜、水果之外，不論是肉類、魚類、大豆製品、牛奶或雞蛋等，所有食物都含有維他命。

別忘了還要加上礦物質

礦物質又被稱為無機鹽，是身體構成骨骼或牙齒、血液等不可或缺的元素。其中有鈣質、鈉、鉀、磷、鎂、鐵質、鋅、錳、鈷、碘等。礦物質也會被送進肝臟，在活性化之後送往全身各處。如果肝臟的功能減弱，就無法確實發揮活性化的作用，而且礦物質的儲存量也會降低。

因為每天的必需量非常微小，只要不偏食，就不會出現攝取不足的現象。只要就如同前面曾提過的，C型肝炎的患者必須限制鐵質的攝取量。

204

此外，鈣質是日本人容易出現體內不足的營養素。這是製作骨骼的重要元素，另外還扮演著細胞的訊息傳遞、穩定情緒的重要角色。

小魚乾、吻仔魚、魚乾、蝦乾、西太公魚等小魚類，羊栖菜、海帶芽、海苔、昆布等海藻類，牛奶、優格、起司、脫脂奶粉等都含有豐富的礦物質。

利用食物纖維來清理腸道

無法被人類所擁有的消化酵素來消化的食物成分，就是食物纖維。雖然不是身體的構成元素，但可以促進膽汁酸的排泄，抑制血液中的膽固醇，降血壓，還能吸收體內的老舊廢棄物質，幫忙排出體外。

就如同前面所描述，糞便若長時間停留在腸道內，就會不斷產生有害的物質，並且對肝臟造成嚴重的負擔。為了避免氨等有毒物質大量產生，就必須盡可能地讓排便順暢。為此必須多攝取含有豐富食物纖維的食品，以增加糞便的量，同時刺激腸道，產生便意等。

食物纖維也有分為可溶於水及不可溶於水兩種。昆布或海帶芽、芋頭、蒟蒻等表面黏黏滑滑的通常都是溶水性纖維。而穀類或蔬菜、香菇、芝麻等種子果實類，還有番薯等大部分都是屬於不溶於水的類別。在此不強調攝取哪一類就比較好，而是均勻攝取最重要。

近年來由於食肉的機會大幅增加，所以人們所攝取的食物纖維份量也急速減少。請每天攝取20～25克。

第 8 話

外食的攝取方式

外食者請以一天一次為極限

外食也要遵守主食、主菜、配菜的基本原則

如果要在外面用餐，也必須遵守「主食」、「主菜」、「配菜」的原則來決定菜色。因此這種時候，建議直接選擇套餐比較方便。如果是選擇蕎麥麵或義大利麵、三明治等單點料理，可另外加點一道蔬菜或搭配牛奶、優格等，注意補充不足的營養素。

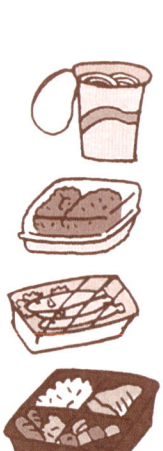

外食以一天一次為限。因為午餐跟晚餐都在外面吃的話，想均勻攝取一天所需的營養素就會變得非常困難。

另外，不吃早餐、或是隨便解決等，將會使自己陷入一種必須長期面對早上慌慌張張趕著出門上班的窘境。而且也無法避免飲食時間不規律的狀態。

●選擇以自己所了解的食材所烹調的菜色

外食的菜色選擇重點是？

薑汁烤豬肉、烤魚、煮魚、淋醬料理等都是一看就知道食材內容物，而漢堡肉、炸肉排或燒賣等，則無法清楚掌握當中所使用的絞肉種類、是

PART 6 肝病患者的飲食生活

否含有其他食材等。另外,炸豬排的脂肪含量非常多,天婦羅或炸蝦飯的蝦子等外面都裹上一層麵衣,這些都是在食用時必須特別注意的事項。

● 與其單點料理,不如直接選擇套餐

因為沒有時間等理由,所以大部分的人在外面用餐時,經常是一碗烏龍麵、拉麵或炒飯、咖哩飯、義大利麵等,以一道簡單的單點料理就迅速解決了。如果每天持續這樣的飲食生活,實在不是一件好事。因為吃進肚子裡的幾乎都是熱量,蛋白質或維他命、礦物質等的攝取量根本不足,麵類請盡量選擇食材多的鍋燒烏龍麵、熬煮烏龍麵、五目蕎麥麵等。至於飯類可選擇中式蓋飯、蔬菜炒飯、烤魚套餐、煮魚套餐、豬排套餐、每日套餐等,盡可能多吃一些蔬菜。

若是購買便當的情況,也一樣是盡可能選擇蔬菜比較多的種類。

● 注意鹽分的用量

烤魚、煮魚套餐等熱量較低,而且也附有某一

程度的蔬菜量,只是套餐中的醬菜或味噌湯等,容易造成鹽分攝取過多的現象。所以回到家中準備晚餐時,就必須注意鹽分是否需減量的調整。

● 不要攝取過多的油脂

在西式料理中有油炸、裹粉油炸、油煎、焗烤等方式,大部分以使用油的料理居多,而淋醬類或濃湯等,甚至還會直接以鮮奶油等油脂來製作,所以攝取的熱量往往是超乎想像。

中式料理雖然蔬菜的用量很大,可是大部分也都是以豬油等動物性脂肪、雖然吃起來非常香醇美味,卻很容易攝取過度,因此不得不加以注意。

● 不要喝光麵類的湯汁

中式料理會加入很多豬油等濃郁的油脂類。而日式拉麵的湯頭雖然鮮美,一旦全部喝下肚,請別忘了鹽分跟卡路里都會直接拉警報。

夏季食譜 一天的示範菜單

P104 的作法

利用辛香料的刺激口感、或是採用冰鎮後同樣美味的烹調方式等,來克服高溫潮濕的夏季吧!

菜單		熱量(kcal)	蛋白質(g)	脂肪(g)
早餐	吐司	292	8.3	7.1
	咖哩風味雞肉湯	98	9.9	3.8
	綠花椰沙拉	53	2.1	3.2
	蜂蜜優格	91	3.6	3.0
	早餐總計	534	23.9	17.7
午餐	炒飯	542	14.2	17.7
	中式豆腐沙拉	61	3.6	3.1
	牛奶	100	5.0	5.7
	午餐總計	703	22.8	26.5
晚餐	白飯	336	5	0.6
	竹莢魚&鮪魚生魚片	124	22.4	2.5
	滷炸茄子&四季豆	63	1.4	4.1
	冬瓜湯	32	2.3	0.8
	晚餐總計	555	31.1	8.0
1天總計		1792	77.8	52.2

材料(1人份)

● 咖哩風味雞肉湯 ●

里肌肉	30g
洋蔥	20g
高麗菜	30g
紅蘿蔔	10g
咖哩粉	1/2 小茶匙
含有高湯的湯汁	1 杯
太白粉	1/2 小茶匙
鹽、胡椒	少許
雞蛋	1/4 顆
荷蘭芹	少許

● 綠花椰沙拉 ●

綠花椰	40g
番茄	50g
萵苣	20g
美奶滋	1 小茶匙

● 吐司 ●

吐司	2 片
奶油	1 小茶匙
果醬	1/2 大茶匙

● 蜂蜜優格 ●

優格	100cc
蜂蜜	1/2 大茶匙

● 炒飯 ●

白飯	200g
烤豬肉	30g
蔥	15g
萵苣	30g
油	1 大茶匙
雞蛋	1/2 顆
鹽・胡椒	各少許
醬油	少許

早餐

咖哩風味雞肉湯

① 將里肌肉斜切成薄片狀。

② 洋蔥切成薄片,高麗菜切碎,紅蘿蔔切成短的長方形。芹菜去除表面的硬絲後切碎。

③ 把油倒入鍋中加熱,開始炒洋蔥、紅蘿蔔跟芹菜,接著加入咖哩粉,並且倒入湯汁。煮沸後放入高麗菜,然後以小火煮7~8分鐘。

④ 在①的表面塗上太白粉,倒入③,煮沸後以鹽、胡椒調味,倒入蛋汁同時攪拌。

⑤ 裝入碗裡,灑上荷蘭芹即可。

綠花椰沙拉

① 把綠花椰切成小朵,並且川燙。接著將番茄切成瓣狀。

② 將①盛裝在萵苣葉上,最後擠上美奶滋。

●蜂蜜優格…100cc
●吐司…2片(8片切)

午餐

炒飯

① 把烤豬肉切成5mm的正方形,蔥則稍微切碎。萵苣隨意切碎。

208

PART 6 肝病患者的飲食生活

材料（1人份）

●中式豆腐沙拉●

豆腐	1/4 塊
小黃瓜	1/4 根
番茄	40g
A｛醬油、醋	各 1 小茶匙
芝麻油	少許
蔥、薑（切碎）	少許
生菜	1 片

●竹莢魚&鮪魚生魚片●

竹莢魚	1 條（70g）
鹽	少許
醋	適量
鮪魚（生魚片）	30g
小黃瓜	1/4 根
新鮮海帶芽	10g
青紫蘇、芥末	少許

●滷炸茄子&四季豆●

茄子	1 顆
四季豆	30g
炸豆皮	適量
蔥	10g
日式沾麵醬（稀釋 2 倍）	1 大茶匙
水	1 大茶匙

●冬瓜湯●

冬瓜	50g
雞絞肉	10g
高湯	2/3 杯
A｛鹽	1/5 小茶匙
醬油、味醂	各少許
太白粉	1/2 小茶匙
蘿蔔苗	少許

中式豆腐沙拉

① 把小黃瓜切成薄片狀，番茄則稍微切碎。

② 蔥、薑跟A的調味料混合均勻。

③ 在盤子上鋪生菜，擺上切成方形的豆腐後，上面放①，最後淋上②。

② 把油倒入中式炒鍋加熱，在蛋汁中灑少量的鹽並迅速炒過，接著依序放入烤豬肉、蔥、白飯迅速攪拌均勻。

③ 利用鹽、胡椒調味，並以醬油增添風味，加入萵苣後迅速拌炒。

晚餐

竹莢魚&鮪魚生魚片

① 把竹莢魚橫切成三片，灑鹽後靜置30分鐘左右。

② 把①迅速沖洗乾淨，去除水分後在醋當中浸泡10分鐘左右。

③ 將②的細小魚刺拔除乾淨，剝去魚皮後在魚背上切出稜格紋，然後再切成方便食用的大小。

④ 小黃瓜切成薄片狀，表面抹上鹽，接著去除水分。

⑤ 把小黃瓜、海帶芽、青紫蘇、竹莢魚跟鮪魚生魚片在盤上擺出漂亮的形狀，最後擠上芥末即可。

滷炸茄子&四季豆

① 把茄子切成一半，並且在表面切出紋路。四季豆去筋後切成4cm長。

② 蔥縱向切成細絲狀，放入加水稀釋過的日式沾麵醬。

③ 把①炸熟，一炸好馬上放入②，並且冷卻。

冬瓜湯

① 去除冬瓜的外皮，切成食用的一口大小。

② 把冬瓜放入高湯中煮，以小火煮4～5分鐘，沸騰後加入雞絞肉後攪拌均勻，加入A的調味料。

③ 倒入以水調勻的太白粉來增加濃稠度。

④ 裝入碗裡，放入蘿蔔苗。

●白飯…飯碗1碗半（200g）

209

冬 季食譜一天的示範菜單

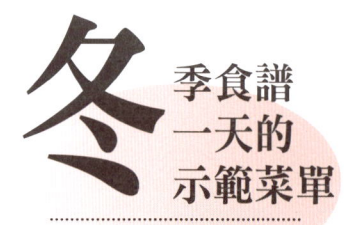

P105 的作法

使用當季的根莖類蔬菜或魚類等,做出溫暖全身的熱呼呼料理。

	菜單	熱量(kcal)	蛋白質(g)	脂肪(g)
早餐	白飯	252	3.7	0.4
	白蘿蔔青蔥味噌湯	32	1.7	0.8
	沙丁魚乾佐炒青菜	111	11.9	5.8
	滷炒蓮藕&蒟蒻	82	1.1	4.0
	水果	27	0.4	0.1
	早餐總計	504	18.8	11.1
午餐	烏龍麵	446	17.8	15.7
	甜煮番薯	144	0.9	0.1
	牛奶	134	6.6	7.6
	午餐總計	724	25.3	23.4
晚餐	白飯	336	5.0	0.6
	滷鰈魚	106	16.6	1.1
	薑汁涼拌	101	3.9	11.5
	白蘿蔔泥湯	39	5.1	0.1
	晚餐總計	582	30.6	13.3
	1天總計	1810	74.0	47.8

材料(1人份)

●白蘿蔔青蔥味噌湯●
白蘿蔔	40g
蔥	10g
味噌	12g
高湯	2/3 杯

●沙丁魚乾佐炒青菜●
整條的沙丁魚乾	1 調
菠菜	50g
豆芽菜	50g
油	1 小茶匙
A 鹽、胡椒	各少許
A 酒	1 小茶匙

●滷炒蓮藕&蒟蒻●
蓮藕	40g
蒟蒻	40g
辣椒	1/2 根
芝麻油	1 小茶匙
A 醬油	1 小茶匙
A 味醂	1 小茶匙
A 高湯	1 大茶匙

●烏龍麵●
烏龍麵	1 球
白菜	50g
紅蘿蔔	10g
香菇乾	1 朵
豬肉	30g
蔥	10g
高湯	1 1/2 杯
醬油、味醂	各 1 大茶匙
鹽	少許
雞蛋	1 顆

早餐

白蘿蔔青蔥味噌湯

① 把白蘿蔔切成銀杏葉的形狀。
② 白蘿蔔放入高湯中煮到熟軟。
③ 放入味噌攪拌溶解,快煮沸時放入蔥花。

沙丁魚乾佐炒青菜

① 烤沙丁魚。
② 把菠菜切成 4cm 寬。
③ 把油倒入平底鍋內加熱,迅速炒熟菠菜跟豆芽菜,以A的調味料調味。

滷炒蓮藕&蒟蒻

① 把蓮藕切成銀杏葉的形狀,而蒟蒻則切成 2cm 的正方形薄片。
② 在鍋子裡倒入①跟辣椒、芝麻油熱炒,加入A的調味料,一直煮到湯汁收乾為止。

●白飯…飯碗1碗(150g)
●橘子…1 顆

午餐

烏龍麵

① 把白菜的葉梗切碎,葉子也一樣切碎。紅蘿蔔切成短的長方形,

PART 6 肝病患者的飲食生活

材料（1人份）

● 甜煮番薯 ●

番薯	80g
蘋果	30g
砂糖	2小茶匙
鹽	少許

● 滷鰈魚 ●

鰈魚	1片
薑（切薄片）	少許
水	1/4 杯
Ⓐ 砂糖	1小茶匙
醬油	1/2 大茶匙
酒	2小茶匙
新鮮海帶芽	10g

● 薑汁涼拌 ●

高麗菜	70g
醬油	少許
紅蘿蔔	10g
炸豆皮	1/4 片
薑	少許
Ⓐ 砂糖	1/2 小茶匙
醋	1小茶匙
醬油	1小茶匙

● 白蘿蔔泥湯 ●

雞里肌肉	20g
太白粉	少許
高湯	2/3 杯
Ⓐ 鹽	1/5 小茶匙
醬油	少許
白蘿蔔泥	50g
蔥花	少許

甜煮番薯

① 把番薯切成1.5cm寬，蘋果切成銀杏葉的形狀。
② 番薯跟蘋果一起放入鍋中，倒入少量的水後點火加熱。
③ 等②煮到熟軟後，加熱砂糖跟鹽，調整味道。
④ 在③放進烏龍麵，煮熟後裝入大碗公，最上面擺放雞蛋和蔥。

晚餐

●牛奶…200cc

滷鰈魚

① 把水跟Ⓐ的調味料、薑倒入鍋中，煮至沸騰。
② 把鰈魚放入①，蓋上紙蓋煮7～8分鐘。
③ 把②的鰈魚撈起，利用湯汁迅速煮熟新鮮的海帶芽。
④ 把鰈魚跟海帶芽一起裝盤。

薑汁涼拌

① 高麗菜燙熟後切碎，淋上少許醬油後瀝乾。
② 把紅蘿蔔切絲後燙熟，炸豆皮切成短的長方形，以熱水燙熟後瀝乾水分。
③ 薑切絲後跟Ⓐ的調味料混合在一起。
④ 把①、②、③攪拌均勻。

白蘿蔔泥湯

① 把雞里肌肉斜切成薄片狀，在①的表面塗抹太白粉並放入鍋中，煮沸後倒入高湯中。
② 把Ⓐ的調味料倒入高湯中，煮沸後倒入白蘿蔔泥。
③ 盛入碗裡，上面灑蔥花。

●白飯…飯碗1碗半（200g）

211

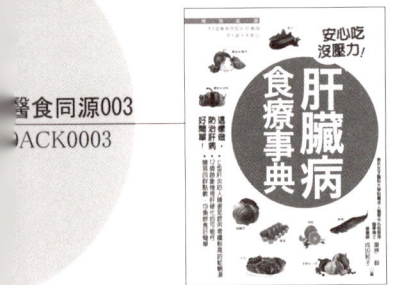

國家圖書館出版品預行編目資料

肝臟病食療事典 / 栗原毅, 成田和子作；
程蘭婷譯. -- 初版. -- 新北市：方舟文化
出版：遠足文化發行, 2011.12
面； 公分. --（醫食同源；3）
ISBN 978-986-87439-6-0(平裝)

1.肝病 2.食療
415.53　　　100024376

肝臟病食療事典

作　　者	栗原　毅
	成田和子
譯　　者	程蘭婷
封面設計	黃若軒
內文排版	葉若蒂
文字協力	張毓玲
行銷主任	叢榮成
主　　編	林淑雯
執 行 長	呂學正
社　　長	郭重興
發行人兼出版總監	曾大福
出 版 者	方舟文化出版社
發　　行	遠足文化事業股份有限公司
	231 台北縣新店市中正路五○六號四樓
	電　　話│(02)2218-1417
	傳　　真│(02)2218-8057
	劃撥帳號│19504465
	戶　　名│遠足文化事業有限公司
	客服專線│0800-221-029
	E-MAIL│service@sinobooks.com.tw
	網　　址│http://www.sinobooks.com.tw/newsino/index.html
印　　製	成陽印刷股份有限公司　電話：(02)2265-1491
法律顧問	華陽國際專利商標事務所　蘇文生律師
定　　價	280元
初版一刷	2011年12月

KANZO-BYO NO CHIRYO TO SHOKUJI-RYOHO by Kazuko Narita, Takeshi Kurihara
Copyright © Nitto Shoin Honsha Co., Ltd., 2004All rights reserved.
Original Japanese edition published by Nitto Shoin Honsha Co., Ltd.
This Traditional Chinese language edition is published by arrangement with Nitto Shoin Honsha Co., Ltd., Tokyo in care of Tuttle-Mori Agency, Inc., Tokyo through Bardon-Chinese Media Agency, Taipei

本書由日本日東書院授權遠足文化事業公司方舟文化出版社發行繁體字中文版，版權所有，未經日本日東書院書面同意，不得以任何方式作全面或局部翻印、仿製或轉載。
缺頁或裝訂錯誤請寄回本社更換。本社書籍及商標均受法律保障，請勿觸犯著作權法或商標法。